筋長一寸，壽延十年。

【拉筋復位法】

一代名醫 朱增祥

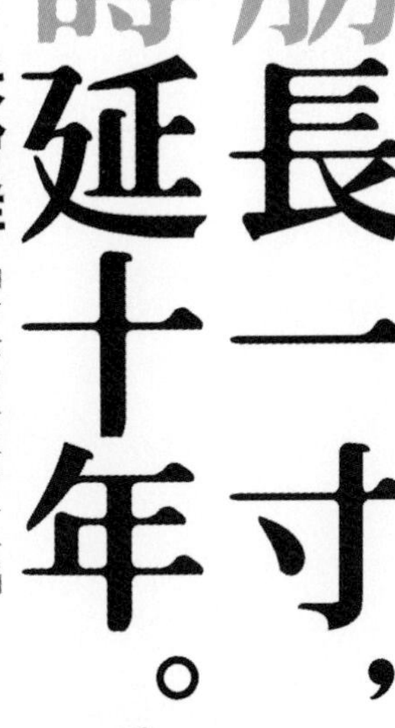

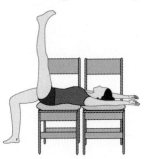

目錄

推薦序

作者序

第一章　朱氏拉筋凳的誕生

第二章　筋縮與拉筋治療

第四章 點評與對話

附錄

專欄

瑜伽鍛鍊，拉筋鬆骨活百二

瑜伽鍛鍊有十大階段，調息、冥想和體位法則是最基本卻也最重要的初階目標。而「筋」和這三者都有密切關係。

相信大家對瑜伽最記憶深刻的畫面就是，瑜伽大師在不疾不徐、輕鬆自在的狀態下所做的那些不可思議的扭轉、錯位、凸胸凹腹，甚至頭上腳下等完全違反人體物理學原理的諸多動作。看過的人除了發出「哦！哦！哦！」的驚嘆聲外，大概就是會想「到底是怎麼辦到的？」這個疑問。

其實，這就是拉筋的極至表現。

同時，這些大師的長壽也都是有目共睹的事實了，更證明了瑜伽、拉筋、長壽三者之間是可以畫上等號的。

當然，瑜伽的神奇不止於此。最近更有報導指出，科學家正在研究一位據稱不吃不喝已長達七十年的瑜伽大師，想要解開這個秘密；且這些學者甚至認爲，不排除「除了卡路里之外，還有其他能量」這個觀點是成立的。如果真有此事，這絕對是人類科學史上的一大發現，更會徹底改變醫學、生物學和其他科學的發展歷程。

而話說回來，瑜伽的拉筋其實也就是建基在調息、冥想和體位法三者互相配合的基礎上，由調息增長三輪七脈中的氣能，冥想強化靈體的真我自如的意識，並利用各式體位法將筋、骨、血徹底改造，達到脫胎換骨之效。這其中，貫穿三者之中的就是拉筋。因爲隨時隨地的拉筋動作就是瑜伽和其他修行鍛鍊法最大的不同。而上文這位瑜伽大師可以不吃不喝的真正原因，恐怕就是因爲盤腿而坐引發的長、深、遠的拉筋功效所導致的巨大結果。

簡單來說，不管是盤腿的如意坐姿還是屈膝的金剛坐姿，瑜伽有各種不同的坐姿和動作，都能夠藉由伸展，讓拉筋的功效無限延展出去。這也正好和中醫中自《黃帝內經》而始的鬆筋理論不謀而合，因此，此次受邀爲已四代行醫的香港著名中醫朱增祥的新書《筋長一寸壽延十年：一代名醫朱增祥拉筋復位法》寫序，自然是欣然同意，並大力推薦給讀者諸君。期望大家也都能夠「拉筋鬆骨活百二」。

邱素貞瑜伽天地總經理兼教學總監
台灣國際瑜伽教育發展協會理事長

最佳養生保健法

中醫養生是中國傳統文化的產物，中國道家詳命略性，主張「致虛極，守靜篤」；佛家詳性略命，主張「禪定」、「靜慮」；儒家盡性至命，主張「修身」以養成浩然之氣，而醫家則性、命併重，主張「積精全神」中醫養生包舉各家之長，揭示生命的規律，闡發抗衰老延壽的理論和方法。

中醫認爲運動系統的骨、肉、筋等，受內臟管屬，如腎主骨骼，脾主肌肉、四肢，肝主筋等，隨著內臟功能的衰退，其所主運動系統的功能也必然有所反應。譬如，肝主筋，筋是指附著於各關節的肌腱，具有維持肢體的伸、屈、展、旋的活動作用，筋受血的滋養，才得以維持正常活動。若血不足出現肢體痲木，行動遲緩，手足拘攣，這是由於「血不榮筋，筋縮則亡」的緣故。

新陳代謝之「吐故納新」是人體保持健康，不斷更新的基本條件，而拉筋復位等法，是保証人體新陳代謝過程正常進行的極重要因素。《呂氏春秋》中說「流水不腐，戶樞不蠹，動也。形氣亦然，形不動則精不流，精不流則氣鬱」於是百病叢生。

朱增祥醫師出身於中醫世家，是位香港中醫傷科名醫，累積行醫五十年之臨床經驗，自行研創拉筋保健養生法，並積極應用於現今人類生活中常見之相關疾病。從「筋長一寸壽延十年」之基本理論，到「筋縮則亡，筋柔則康」之臨床案例，在在闡明了「骨正筋柔，氣血自流」長壽之路。

朱醫師最難能可貴的是將獨門「朱氏拉筋方法」以圖解方式毫無保留的詳細介紹，是男女老少最佳養生保健法。

大部分的醫師有個通病，專叫人家運動，自己卻不愛運動，我雖然是個內科針灸科的醫師，從事臨床工作三十年，也獨創剪刀操運動風行於台灣、美國等地。但在行醫多年中，看遍各式各樣的人與病，有順心，有無奈，也有難過；深深體會醫藥有其極限，醫生也非萬能，只是多點醫學專長，可以扶著病人的手，幫忙渡過難關而已；最重要的還是自己平時多充實保健知識，重視養生之道，畢竟平時積極預防遠勝過生病時的消極治療。

本人有幸捧先讀了朱醫師之大作，也親自體驗其拉筋法，深感筋柔骨健，全身安康。願此書成爲全人類「向健康說YES！對疾病說NO！」的壽延保健書。

陳旺全 醫師

行政院衛生署中醫藥委員會委員
日本大學醫學部博士研究
中醫師公會全聯會常務理事
台北市立聯合醫院主任醫師
台北市中醫師公會名譽理事長

推薦序 三

坐骨神經痛不見了

朱增祥醫師發明的臥式拉筋法，可以讓身體在比較放鬆的狀態下完成拉筋，它的效果並不輸給傳統的瑜伽。有些人練習瑜伽就是因爲無法充分放鬆，所以進步緩慢甚至受傷。大家可以用拉筋凳來配合瑜伽，也就是先拉筋，然後再做瑜伽的前彎動作，前後劈腿……等動作，這時候您就能體會臥式拉筋法的神奇效果了。

物理原理「熱漲冷縮」，同理，筋遇冷一樣會縮短，所以平時身體要保暖，不要著涼。飲食上也要少吃寒涼屬性的食物，例如：冰品、瓜類、水果、啤酒、螃蟹……等。另外，喝太多水也會冷卻身體。

敝人在經過一段時間的練習後，現在每條腿拉筋的時間已經延長到三十分鐘，也就是說，二條腿共拉六十分鐘。我的坐骨神經痛不見了。

很高興貴社出版這本書，真是功德無量！

郭漢聰 醫師
中醫世界站長

推薦序 四

由一個西醫骨科醫師的觀點，看朱醫師的拉筋與正骨

回首十餘年的骨科醫師生涯，前十年都在開刀房。比較動得心安理得的手術是創傷骨折、小兒骨科（先天性異常）和腫瘤部份；而對於脊椎手術、運動醫學、關節置換手術，常有一個想法：病人的病因，真的就只是出在我們診斷出問題的這個骨關節嗎？

台灣的筋骨傷病人，在觀念上，大多數還是會先去看民俗療法；萬一沒能改善，或反而病痛加劇，才找西醫骨科診治。不可否認地，X光的發明對骨傷的診斷有很明確的幫助，而後電腦斷層（CT）、核磁共振掃瞄（MRI）、軟組織超音波，對結構上的診斷從骨骼部份，又進化到了軟組織的肌肉、韌帶、神經、血管診斷上。但是我相信如果是台大的老教授看到我們年輕一輩的醫師，一定會對我們說教：「病史問診和身體理學檢查，不夠，不夠」。固然這和目前醫療環境有關：病人愈多，每位病人的診察時間就愈短；但是不諱言，沒有充足的檢查，有時會沒把真正的病灶找出，而犯了頭痛醫頭、腳痛醫腳的問題。

近六年，我由開刀房的戰場轉到門診治療爲主。一來是看到有些病人，西醫門診治療不見起色，但到推拿師處拉一拉，就病痛改善泰半，讓我感到很神奇；二來覺得門診看到的病人，真正需要開刀治療的比例有限，那麼其他病人到底是怎麼解決他們的病痛呢？只靠我們門診時開出的藥？再加上復健、物理治療？

一路走來，學了針灸、傳統同類療法、電子同類療法、花精、靈氣、脊椎神經調整術（chiropractics）、𥡴谷療法、足弓矯正術、催眠，自修中醫、芳香療法、激痛點療法（trigger point）、音樂療法、神經生理回饋（neurobiofeedback）……一部份也是爲矯正自

己在禪修中察覺到的身心不平衡，一方面也是想能不能對病人有所助益。但在目前門診的條件下，大概也只能施行針灸、以整脊槍施作的脊椎神經調整術、激痛點療法；而在進行脊椎神經調整術時，只能在沒有先鬆筋的情況下幫病人做，所以有時候病人筋比較緊的時候，治療的效度就比較有限了。

前幾個月讀到蕭宏慈老師的醫行天下，才知道朱增祥醫師以其家學淵源，自身數十年中醫外治的經驗，以及不尋常的經歷而發明出拉筋凳。在讀蕭老師的書時，就對朱醫師的理論及實作很有興趣；因爲在自己行醫過程中，常發現病人疼痛處，或相對的激痛點，押下去大多會有一塊通常被中醫叫做氣結的硬塊或硬索狀物（有時候在超音波檢查下，倒不一定看得到結構上有明顯變化……真是奇怪）；在針灸、局部藥物注射、手法鬆筋、復健物理治療之後，這處氣結會慢慢鬆動，但是氣結化解後，病人的症狀還是會持續一陣子。如果確定病人病灶處沒有其他器官或組織的損傷，這時候指導病人自己做拉筋的動作，大多會慢慢改善（當然此時得再仔細地問病人，是不是又有和之前不同的延伸異狀，以免犯了先入爲主，以爲病灶只有一處的毛病）。

剛好五月中蕭老師來台北演講，就在演講會場買了台拉筋凳，打算以後可以幫病人拉拉筋，再施以脊椎神經調整術。結果自己一試，就發現真正該拉筋的原來是自己（汗）！所以就把拉筋凳又從診所搬回家，一邊自己做，一邊也讓家人拉拉看。父母因爲年邁，所以姿勢上先不太過要求，但是他們拉了兩天的感想是，走路比較輕鬆了！在一個兒子看來，這真的是比什麼天上掉下來的禮物還高興！至於自己拉筋的感想：第一次拉筋，根本膝蓋都沒法打直，酸得要命；第二次，練完太極功之後再去拉，能把膝蓋接近打直了，不過還是沒法堅持太久，這一次，拉筋前，肚子脹脹地，邊拉就感到一直流汗，下凳後脹氣就消了，好清爽！第三次拉筋，右腳向上抬時，已能接近標準動作九成，左腳還差些，這次拉完，原先所練太極功其中一個功法，每次都很難平衡的，後來再練就比較能平衡了！想不到拉筋凳對練功還有幫忙！

這次木馬所出版的這本由鍾健夫先生執筆，採訪朱增祥醫師撰寫而成的大作，沒想到真的將朱醫師的療法大公開出來，而且還有許多臨床上奇妙的病例、和施治上一些比較模糊的治療觀念。書中提到筋縮及錯位大多是X光或核磁共振也檢查不出來的……我想這個盲點是出在現時的影像檢查，都只是靜態的；如果能有動態的核磁共振（國外已在發展中），我想或許能發現一些目前設備上無法檢出的問題點；但是我相信還是有些人體上的問題是出在生物能方面，這就不是由冷冰冰的機器能代勞的了。如果朱氏拉筋法能廣爲流傳，應該會有很大多數每天莫名酸痛的病人能解決一半以上的問題；剩下的問題，如果能有更多醫師，不論中西醫、脊椎神經醫師能夠向朱醫師學習重定的手法，應該也多能解決。

最後，謹向所有民眾，不論是健康者、亞健康者、病患，還有所有希望能真正治療好自己病人的醫者，推薦這本難得的、廣渡眾生的好書！

黃國倫
中華民國骨科專科醫師
英群骨科診所主治醫師
台大醫院骨科部兼任主治醫師

解開「筋縮錯位」之長

在琳琅滿目的中醫古籍中，早有「筋縮」的記載，包括筋斷、筋走、筋弛、筋強、筋攣、筋萎、筋脹、筋翻、筋腫、筋傷等，但其含義、解釋及臨床記錄卻語焉不詳。

《筋長一寸，壽延十年》這本書，用通俗易懂的語言，大量的插圖、照片，詳細介紹了朱增祥發明的治療手法，它對現代「筋縮」、「錯位」及傷科諸症進行了分析、論證，還有大量實例，包括筋縮的病因、診斷、治療及日常保健。

老中醫朱增祥根據數十年醫療經驗，不斷鑽研、創新，並彙集多位名家的言傳身教，對「筋縮錯位」這類給許多人帶來痛苦、困擾的常見多發病，給予全新的解釋，在診斷和治療手法上獨樹一幟，不僅給人耳目一新的感覺，更重要的是已經獲得無數成功案例的證明。儘管他的這些獨創手法，尚不爲多數西醫、中醫或中西醫結合的傷科、骨科醫生所理解和接受。

我於一九五〇年代畢業於北京大學醫學院，做臨床工作五十多年，曾在美國著名的約翰・霍普金斯醫科大學附屬醫院進修、工作三年，曾到美國、英國、加拿大、日本、澳洲……多所大醫院和研究院參觀、訪問、學習過，一九六〇年代又在北京向幾位老中醫學習過，一九七〇年代亦系統地參加西醫學中醫班學習，現在是香港的註冊西醫和註冊中醫。自從認識朱醫生，逐步理解他的拉筋重定治療手法之後，我不得不欽佩他，認定他是身懷絕技、有特殊本領的中醫大師。

在我的醫療實踐中，遇到一些難於用傳統的西醫或中醫知識能做出診斷的病人，他們經過各種傳統的中、西醫治療，但效果卻不理想。認識朱醫生後，我一直想把我的疑難病人介紹給他。由於朱醫生的身體狀況，爲了不給他造成太大負擔，我在這些病人中儘量篩選，考慮再三，最後只選擇其中少數實在太痛苦，而我又無法幫助其改善的，轉請朱醫生會診治療。五年多來，少說也轉了幾十位病人，其中不乏在香港、北京、上海、廣州、美國、加拿大……各大醫院或診所，經過中醫、西醫，包括不少名醫治療過、但效果不佳的患者。凡是確診爲筋縮和錯位的病人，經過朱醫生一次治療，又能遵照他的指示堅持拉筋鍛煉者，幾乎沒有一例效果不好的。我收到病人反饋回來的訊息，都是對朱醫生的醫術、醫德一片讚揚、喜悅和驚歎之聲。

我曾遇到一位剛外出旅行、返回香港的老年病人。她主訴頭暈、走路不穩，上下樓梯有些飄飄然、總有點要摔倒的感覺，我測量其血壓、脈搏皆正常，體格檢查也沒有什麽發現異常。由於她年事已高，按西醫鑒診，可能是腦動脈硬化、頸椎病，或是基底動脈供血不全等等；按中醫的辨證論治，則是肝腎陰虛，肝風內動，可能是腦中風的先兆。經過我爲她進行多方面的治療，不但無效，反而有逐漸加重之勢。我只好請朱醫生會診，結果診斷是腰、胸椎錯位，經他施以手法重定，一次痊癒。病人輕鬆愉快地告訴我，困擾多時的頭暈消失了，而且之後再沒有復發。朱醫生還告訴我，他在給病人用手法治療胸部和腰椎時聽到「啪啪」的響聲，發病的原因可能是旅行搬運行李時彎腰用力，影響到腰、胸椎。這診斷和療效的特殊，能說不神奇嗎？

朱醫生不只善於精確地掌握診斷，他還掌握著特殊的治療手法，但是他從不保密。他給病人治療時，往往有多位學生在旁觀看。我也有幸多次陪同病人，在旁觀摩學習。他迫切希望，他的絕招能夠傳給別人，能造福更多的患者。

治療脊椎錯位或筋縮的病人時，他先讓病人躺在診療床上，讓病人儘量放鬆平臥、俯位、伸直下肢，他分別給病人扳拉左右腿、拉腰，然後他橫跨在病人軀體之上，雙手握拳向病人的脊柱兩側下壓、發功、施力。他叮囑病人，在他用拳下按時，一定要呼氣、放鬆，絕不能吸氣對抗，否則可能會引起氣閉，造成較長時間的疼痛。

隨著由下而上的按壓、施力重定，可以聽到「啪啪」的重定聲，站在病人身邊，也可清楚聽到。朱醫生說：「這是錯了位的脊柱小關節重定的聲音。」

在這一到二分鐘的按壓治療後，隨著「啪啪」響聲的消失，奇蹟發生了：原本腰痛、腿痛的病人，下床時都感覺不痛了、輕鬆了；原本不能彎腰的病人，下床後可以彎腰了；原本扶腰而來，或是走路不穩的病人，可以行走自如；原本頭暈的病人，現在不暈了；原本不能下蹲的病人，現在自如地蹲下去了……

真是立竿見影，真是手到病除，真是妙手回春！如果不是親眼看到，我簡直難以置信！在我的經驗裡，這是絕無僅有的。

有一次，在飯桌上，我的一位朋友說他手掌疼痛，手指活動困難，我看了半天，各掌指關節無紅腫，但難於正常彎曲、收縮或張開，總之活動受限。剛好朱醫生在場，他看了以後說是腕骨錯位，只見他先輕拉患者的四個指頭，上下活動；繼而發功用力，上下抖動，只不過一到二分鐘，隨著病人的驚叫聲停止，病人那緊鎖的雙眉放鬆了，轉而驚喜，腕骨——包括了8塊小骨，各就各位，手不痛了，關節也恢復了正常活動。朱醫生則謙虛地講述這是他仔細觀察、琢磨、思考，以至發明了腕骨錯位的診斷和治療方法。同桌吃飯的朋友，瞪大了眼睛，聽得入神。我這個老醫生，也有幸學習了這在教科書上從未見過，甚至連聽也未聽過的稀奇病症和立竿見影的療效。

我還看過朱醫生治療頸部錯位的病人。那次，朱醫生先給病者做充分的準備手法之後，左扳一下，右扳一下，只聽得一串「啪啪」作響的重定聲。病人由原本的緊張轉爲放鬆，向左搖搖頭、彎彎頸，又向右搖搖頭、彎彎頸。總之，一切都恢復正常了。朱醫生說，這類病症多是使用電腦時姿勢不對，時間過長而引發，俗稱「電腦綜合症」。也有些人誤以爲是睡覺時枕頭不合適，落枕了，實際上不是，這是頸椎錯位。手法正確，可以手到病除。

朱醫生還經常根據病情及不同病人的特點，選擇性應用拔火罐、哈慈五行針、刮、掐、棍針、針灸及外敷藥膏……多種方法，偶爾也給病人服用行氣活血、止痛調和的中藥。

實際上，朱醫生每天診病都是按照他那幾十年如一日的步驟，有條不紊地進行的：

一、仔細聆聽病人的主訴

發病有多久、症狀的先後順序、以往診斷治療的經過，加上讓病人走走路、彎彎腰、抬抬臂或腿。此時朱醫生正在思考、判斷這病人的病痛所在部位、性質和原因。這就是他常用的由淺入深的全面檢查方法。

二、一體化的診斷和治療

在病人躺在診療床後，朱醫生由伸、拉、按、壓病人的軀體及四肢，進行一體化的診療。手法治療的同時有診斷，從診斷收到的反應立即補加手法再治療，可以收到意想不到的療效。

三、進一步鞏固治療

爲了鞏固療效，或爲了便於手法治療，在治療前或治療後，教導病人做姿勢正確的拉筋鍛煉。

病人往往是瘸著、拐著、彎著、駝著、痛著、扭著地來看病，經過問診和初步檢查後，心情緊張地躺到診療床上，面對著鬆筋、重定、正位的疼痛，大叫者有之，大喊者有之，呻吟者有之，哭泣者有之，偶爾還會有病人受不住，拒絕繼續治療，從床上爬了起來。當然絕大多數會接受朱醫生的解釋、勸導，再乖乖地躺回床去。最後多是破涕爲笑，變緊張爲鬆弛，帶著非常感激、輕鬆愉快的心情離開。臨走，朱醫生還要叮囑並示範一番，要求病人持之以恆地進行拉筋鍛煉。

朱醫生曾受教於多位名醫，除了有精湛的醫術以外，還有氣功的本領，我曾經多次給他在病人治療前後測量血壓，發現他每次給病人治療後，血壓都有升高，需要休息一段時間才能復原。實際上他那看似簡單、準確、迅速、有效的手法治療，需要付出巨大的健康代價。

我曾經還想過，我是否也可以拜朱醫生爲師，學上幾手療效又好又快的神奇手法？我酷愛籃球、乒乓球、游泳等多項運動，自以爲手腳靈巧，但我看過幾次以後就覺得自己學不好，也學不了！雖然朱醫生一而再、再而三地表示，願意把自己的技術傳給別人、留給後人。但我深知，這並非等閒技術，而是朱醫生集多位名師之大成，加上自己長年累月不懈的琢磨鑽研，既有中醫世家的淵源，又有西醫解剖學的基礎，以及無數成功病例的積累，實在是厚積薄發，四兩撥千斤！我哪可能輕易學得到呢？

二〇〇五年開春，我榮幸地收到朱太太親自送來的拉筋練功凳。這凳子可是朱醫生親自設計並監督製作出來的，幾經改進，已接近完善，可讓大家以正確的姿勢躺在上面進行拉筋鍛煉，是治療筋縮症的有效工具。這種凳子的誕生，無疑是筋縮症患者及熱衷保健人士的一大福音。

實踐是檢驗一切的真理。有療效，能夠立竿見影，一次治癒，即時解除病人痛苦的效果，就是醫生所期望的最佳結果。朱醫生雖然身處香港這樣的金錢世界，但與那些希望多增加收入、要病人複診次數愈多愈好的世俗醫生不同，他主張少複診甚或不複診，希望一次即爲病人根除病痛。這不止說明朱醫生的醫術高明，其醫德更加高尚，這也是朱醫生不同凡響之處。

一個成功男人後面，一定有一位賢內助，朱醫生也不例外。我認識朱醫生是從認識朱太開始的。朱太賢惠、豁達、通情達理、美麗而富於同情心，是集中國傳統標準——溫、良、恭、儉、讓於一身的女性。她是朱醫生的保健醫生、特別護士，生活上對朱醫生照顧得無微不至，工作上又是好助手，有關朱醫生的著作，都是在朱太太的全力協助下出版的。

《筋長一寸，壽延十年》能出版，真是一件惠及千萬人的大好事。本書的最大優點是實用性極強，普通讀者通過大量圖例，馬上可以學習拉筋，隨時隨地進行健身鍛煉，既省時省錢，又安全高效。特別有益於廣大中老年人士。而醫科專業人員，則可以通過書中深入淺出的案例描述，瞭解朱醫生的拉筋重定手法，開闊視野。

醫者仁心，相信朱醫生更願意看到自己的發明惠及萬民！

由衷祝賀本書成功出版，希望拉筋保健成爲一種新的時尚！

查良鎰

LMCHK

香港注冊西醫師／中醫師

Prof. Of Medicine

Corresponding Member of ASGE

International Fellow of ACG.

Visiting Prof. Of Univ. Sch. of Johns Hopkins

北京首都醫科大學內科教授

作者序——筋長則壽長／鍾健夫

俗話說：「老筋太短，壽命難長！」

其實，中國民間的許多俗語，早已將「健康」、「壽命」與「筋長」緊密聯繫起來。比如：「運動強筋骨，吐納肺腑良。」「老人多搖扇，筋骨更舒展。」「老筋長，壽命長！」這些俗語聽起來很樸素，實際上卻有深刻的醫學內涵，是數千年來中國民間養生保健經驗的口頭傳承。那麼，讓我們先來瞭解一下什麼是筋。

筋

早在《易經》中，就有「筋」一詞，《易・繫辭》說：「筋乃人身之經絡，骨節之外，肌肉之內，四肢百骸，無處非筋，無處非絡，聯絡周身，通行血脈而爲精神之外輔。」由此可見，最初的「筋」是指廣泛分佈於身體各部分的經絡。

《黃帝內經》分「靈樞」和「素問」兩大部分。其中《靈樞・經脈》說：「骨爲幹，脈爲營，筋爲剛，肉爲牆，皮膚堅而毛髮長。」東漢許慎的《說文解字》，也從字面上對筋進行解釋：「肉之力也。從月從力，所以明其義也。從竹者，以竹之爲物多節，所以明其形也。」

肝與筋有緊密關係，《素問・五臟生成篇》說：「肝之合筋也，其榮爪也。」頭面軀肢病徵狀態，通過經筋網路彙集於指端的爪甲。臟腑榮枯，氣血盛衰，皆可由於經筋的傳導引起指甲的變化。因此，有「爪爲筋之餘」的說法，雖然這在解剖學上不能與「筋」完全等同，但在功能上卻與筋具有同一性。

經筋

《黃帝內經》中的《靈樞・經筋》篇，是專門介紹人體十二經筋的，如：「足太陽之筋，起於足小趾，上結於踝，邪上結於膝……」十二經筋與十二經脈在體表的循行部位基本一致，但循行走向卻很不相同。經脈可以深入臟腑內部；而經筋一般在淺表分佈，起於四肢末端，走向頭身，多結聚於關節和骨骼附近。經筋有的進入胸腹腔，但不深入臟腑。

經筋的生理功能

在中醫理論中，我找到下面有關經筋的生理功能介紹：

1、連綴百骸，維絡周身

十二經筋縱橫交錯，結聚散絡，廣泛分佈於四肢、頭面、軀幹等全身各部分，支撐人體的坐立行走，使人體成爲一個有機整體。

2、約束骨骼，主司關節運動

經筋附著、連屬於骨骼，結聚於關節，通過對骨骼的約束和連綴，使整個軀體得以保持一定的形態和位置。

3、固護體表，抵禦外邪

人體筋肉組織以其剛勁柔韌充實於體表與四肢，形成抗禦外邪和保護機體各組織器官及臟腑經絡的週邊體系。

4、維絡器官，固定七孔

十二經筋不僅連綴百骸，還分佈於眼、耳、口、鼻、舌、陰器等部位，對這些器官功能活動有著維繫作用。

為何盤腿坐的百歲老人多

我一直認爲，盤腿坐與筋的柔韌性密切相關。二〇〇九年四月十六日，我用「百歲老人盤腿坐」檢索，找到相關網頁四一九篇，百歲老人許多都愛盤腿而坐，爲什麼呢？

因爲經常練習盤腿，可以改善腿部、踝部、髖部的柔韌性，使兩腿、兩髖變得柔軟，有利於預防和治療關節痛——實際上是將整個下半身的筋拉鬆了！對，是拉筋！另外，久練盤腿，可以放慢下半身的血液迴圈，等於增加了上半身的血液迴圈，特別是胸腔和腦部的血液迴圈。這個姿勢還能使呼吸系統不受阻，讓人的呼吸順暢。骨正筋柔，氣血自流，長壽秘訣就在於此。

美國哈佛大學醫學院，每年就診病人近萬名。醫生除了給病人用藥外，還經常教他們如何盤腿打坐，以消除精神上的壓力、增強體質。在日本，許多地方興起做「一日尼姑」的健身潮流，就是女性健身者相約著到寺廟去盤腿打坐，齋戒清心，不僅減輕壓力，消除煩惱，還鍛煉了身體。

盤腿而坐，可以說是一種坐位拉筋法。無論是佛家，還是道家，還是瑜伽，都倡導這種方式。可以說，盤腿而坐，是一種安全的、經過數千年實踐檢驗的坐位拉筋法，與本書介紹的「朱氏拉筋法」有異曲同工之妙。

筋縮引發的症狀

筋縮不僅影響壽命，還會引起許多病症：

一、頸緊痛；二、腰僵直痛；三、不能彎腰；四、背緊痛；五、腿痛及麻痹；六、不能蹲下；七、長短腿；八、腳跟的筋有放射性的牽引痛；九、步伐邁不開，小碎步行走；十、髂關節的韌帶有拉緊的感覺；十一、大腿既不能抬舉亦不能橫展；十二、轉身不靈活；十三、肌肉收縮、萎縮；十四、手不能伸屈（手筋縮短）；十五、手、腳、肘、膝活動不順暢。

朱氏拉筋法

香港名醫朱增祥，四代行醫，四代名醫。壹周刊曾以《出入港督府的中醫》爲題，報導了朱增祥拉筋重定的高超醫術。此報導轟動香港，大批政界名流、影視明星慕名求診。朱增祥親手醫治過港督夫人、杜琪峰、鍾楚紅、汪明荃、金城武、許鞍華、袁詠儀、張衛健、周潤發夫人、許志安、蘇永康、蔡瀾、方太等。

當然，朱增祥醫治過的普通百姓就更多了。他是一個傷科醫生，醫治過程必需用手法。那一年，他名聲大了，求診的病人太多，他過度勞累，正是醫好了別人累壞了自己，檢查身體，確診爲肝癌晚期。但是病人仍然源源不斷地排著隊等他治病。

身患絕症的朱增祥，再也不能像過去那樣耗費體力給病人拉筋重定了，他必須認真總結，節省體能，提高效率，使自己的醫術更加簡練精進。殫精竭慮之後，他發明了拉筋凳，這是積四十多年行醫經驗而創立的「朱氏拉筋法」：臥位拉筋法和立位拉筋法。這種拉筋法對醫治筋縮症有立竿見影、出其不意的療效。這是絕症中的發明創造！

朱氏拉筋法的應用

朱增祥的拉筋法來自實踐，用於實踐，而且是反復實踐，不斷改良。有一位香港的郵差謝先生，五十三歲，患筋縮症，從腳底到大腿，整條右腿都痛，痛得睡不著覺。到醫院檢查，什麼也查不出來，醫生說他是坐骨神經痛。這種痛吃藥也止不住。坐椅子只能坐高高的酒吧椅，一旦坐矮凳，又痛得鑽心。所以他不能乘坐巴士，巴士規定每人都有座位，但他坐不下來，全車都會覺得他異常。他只能改坐地鐵，在地鐵上他選擇站著，沒人覺得他有什麼異常。朱增祥爲他拉筋治療，很快就好了。

還有一位退休醫生楊雲，原來是北京積水潭醫院眼科主任醫師。因爲關節炎和腰腿痛，吃過許多中西藥，貼過多種治療關節炎、腰腿痛的膏藥，均無濟於事。若是按西醫的方法做手術，最後一招就是換關節了。他已經七十多歲，很有可能餘生就癱在病床上。在極度苦惱和灰心喪氣之際，看到朱增祥的著作《錯縮談》，他根據書上的方法自行拉筋鍛煉，三個多月後完全好轉。清華大學教授查良鎮，被診斷爲腰椎退行性病變、椎間盤突出和椎管窄狹，嘗試過多種治療方法，沒有明顯改善，此症嚴重影響了他的生活和工作質量，醫生建議他做手術。就在等候手術排期那段日子，他根據朱增祥的拉筋法自行拉筋，腰疾明顯減輕，等醫院正式通知他入院做手術時，他放棄了手術治療，堅持拉筋，經過持續努力，身體逐漸康復，維持了生活和工作質量。

筋長一寸 壽延十年

肝癌是癌中之王，死亡率極高。朱增祥一九九四年發現肝癌，由於他生性樂觀，加上中醫調治，直至二〇〇〇年病情都沒有惡化。後來因名聲遠播，病人太多，勞累過度，才致病情陡變，之後做了幾次射頻手術，病情趨於穩定。從一九九四年至二〇〇九年，十五年過去了，朱增祥奇蹟般活著，壽延早就超過十年。身患絕症的朱增祥能活這麼久，早期有中醫的功勞，後來有西醫的功勞以及他樂觀的心態。此外，還與他長期拉筋有關。

筋縮是人體衰老的原因，也是人體衰老的結果。人老了，眼花，耳聾，腰駝，背弓，腿僵，渾身沒勁。相反，你看見一個高齡老人，眼不花，耳不聾，腰不駝，背不弓，腿腳靈活，渾身輕鬆，你一定會相信他還能活很長時間。從中醫角度看，衰老與精氣虛衰，氣血失常有關。

十二經筋，不僅連綴百骸，還分佈於眼、耳、口、鼻、舌、陰器等部位，對這些器官功能活動有著維繫作用。所謂「骨正筋柔，氣血自流」，自然會讓人的五官等減緩衰老。

國學大師南懷瑾，一九一八年生，今年九十一歲，在他有關太極拳與道功的論述中，提到筋長與壽命的關係：

太極拳主要的重點，還有腰的運動，即注重身體下半截的生命力，道家講任督兩脈是人體的主要生命線，尤以督脈爲陽，自後腦腦下垂體區延伸，到下頸項部位，開始分支散爲兩支經脈於脊椎兩側，至腰下尾閭又合而爲一，至會陰復再分支，行於兩足，下達足底，故練拳的人，久久練至兩腿足筋越練越柔，則自然長壽，一般人年紀越老，因體內石灰質增加，膠質減少，經絡萎縮，兩腿愈來愈卷縮，走路老態龍鍾，連頭頸都沒有彈性，倦態畢露。

練拳的人，則鍛煉筋骨，使之柔韌，隱伏有病痛的部位，亦可由麻木而漸知酸痛，而漸復正常。練拳打坐能知覺腰酸背痛，亦是好現象的開始，以後即恢復自然，萎縮的筋脈亦拉長，每拉長一分，即有年輕一歲左右之妙用，當然這是假說的數位。

筋長一寸，壽延十年，也是一種假設的數位，是用來說明「筋長」與「壽命」的緊密關係。

二〇〇九年五月於北京

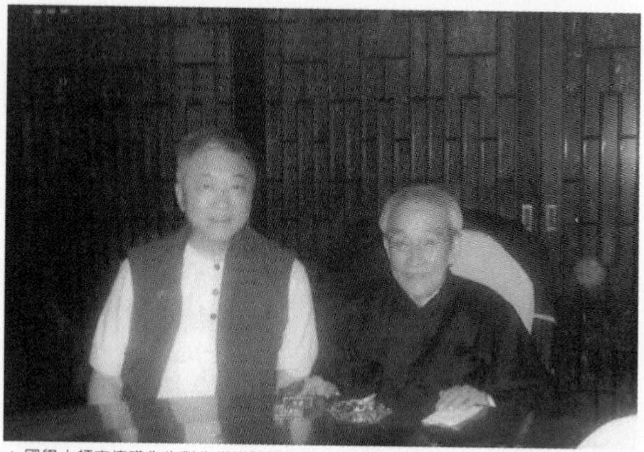

▲國學大師南懷瑾先生對朱增祥醫師贈言：「願將他病猶己病，救得他生即我生。」
照片出處：实修驿站http://www.shixiu.net/nanshi/

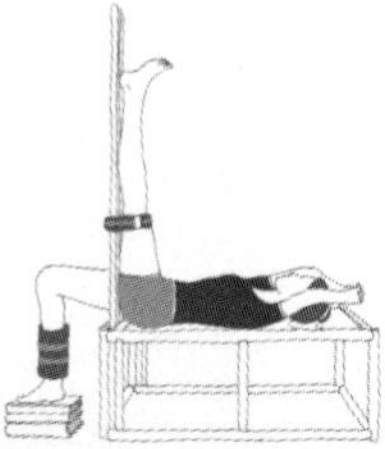

第一章

朱氏拉筋凳的誕生

朱增祥滿足地笑道：

「有幾十億身家，都不及醫好一個人咁開心（那麼開心）！」

一、朱氏一門四代行醫

在香港北角英皇道美都大廈，面向大街有兩塊招牌緊挨著，白底紅字：註冊中醫朱南孫、註冊中醫朱增祥，上面有聯繫電話。在美都大廈二字樓B室門楣上還有一塊招牌，竟然寫著三個人的名字：中醫朱鶴皐、朱南孫、朱增祥。瞭解中醫的人都明白，這是三代行醫的標誌。朱家其實是四代行醫，在朱鶴皐之上，還有一位叫朱南山的前輩，雖然去世多年，當今醫家及年輕人也許不知道他是什麼人物，但只要你上網一查就知道，那是一位近代名醫。

《名醫中的名醫》

生老病死，是人生必經之事。遇到病痛，求醫問藥，我們是找西醫還是中醫？這是必須選擇的大問題。由於西藥存在著眾所周知的副作用，香港「九七回歸」以來，越來越多的港人選擇中醫。中藥雖然苦口，但其妙用無窮，看中醫，服中藥，在香港成了一股熱潮，且不分男女老幼。

一九九九年九月二十三日，香港蘋果日報《名人時尚》專版報導，香港不少政界名人、社交紅人，諸如當年的政務司司長陳方安生、長實主席李嘉誠、南豐紡織董事長陳延驊、新世界發展董事總經理鄭家純、新界總商會長張人龍、前港事顧問查濟民、英皇太子女楊諾思，甚至粵劇界紅線女、演藝界明星袁詠儀、鄧碧雲、汪明荃等，都深信中醫中藥的療效，可見中醫在香港流行，自有其令人信服的道理。

香港不少名人更表示，看中醫好比考驗一個人的耐性，因為通常診治時間較長，而且中藥入口又苦，但若能忍一時之苦，便可獲得「斷尾」的成效。無怪乎，連董特首（董建華）

上任，也在其施政報告中提及，要提升中醫的認可程度。並說中醫絕對不是什麼落後的一套，香港有足夠的條件成爲國際中醫醫藥中心。

但在一九九七年之前，中醫在香港完全被邊緣化，雖然不少民間中醫在行醫，政府卻沒有公開承認，他們的稱謂令人啼笑皆非，叫做「中草藥買賣者」，他們不能像西醫一樣註冊營業，也沒有被完全取締，有關單位是睜一眼閉一眼。香港回歸之後，中醫作爲中國的「文化主權」，也回歸了。政府開始重視中醫，那些公開行醫超過二十年的中醫師，自動獲得註冊資格，成爲註冊中醫。行醫未滿二十年的中醫，只有通過考試，才能成爲註冊中醫。

經過報社查訪印證，香港有三位名中醫，他們的醫館坐落在北角及灣仔毫不起眼的舊樓小角落，但經他們把脈治療過的，不乏響噹噹的名人，個個如雷貫耳，說他們是名醫中的名醫，完全沒錯。「名醫中的名醫」其中之一，就是本書主角朱增祥的父親朱南蓀，他醫治過的香港名流有陳方安生、鄭家純、袁詠儀、查濟民、陳延驊。

報紙還特別註明，朱南蓀醫師，行醫近六十年，是名醫朱南山及朱鶴皋的後人，朱家四代行醫，內科、婦科、兒科，以至跌打及骨科均屬醫治範圍。據瞭解，朱南蓀的祖父朱南山（一八七一—一九三八），是上海近代十大名醫，江蘇南通人，原名鬆慶，又名永康。少時好讀醫書，拜同鄉儒醫沈錫麟爲師，後行醫鄉村。一九一六年遷滬，以擅長婦科著稱。臨證處方注重調氣血，疏肝氣，健脾氣，補腎氣。仿景嶽「十問」，自擬「婦科十問口訣」。在女科胸腹診方面，累積了豐富經驗。一九三六年集資創辦新中國醫學院，自任院長，並附設新中國醫院，供學生實習。其創業事績十分感人。

朱南蓀之父朱鶴皋（一九〇三—一九九五），江蘇南通人，朱南山次子。內科造詣精深，尤擅婦科，立方嚴謹，用藥果敢，獨樹卓見，時有創新，醫名鼎盛。一九四九年移居香港，曾任香港新華中醫醫學會會長、香港中國醫學院院長，全國政協委員等。

《替父接訪轟動香港》

隨著媒體對中醫的報導，香港市民對中醫的認同感日益增強，他們期望媒體有更詳盡的介紹。於是《壹周刊》編輯選了香港十位名醫，其中之一就是朱南蓀醫師。怎料朱南蓀不願接受採訪，兒子朱增祥只好替父接待記者。

朱氏一門，四代行醫，從朱南山，到朱鶴皐、朱南蓀，都是把脈開方的中醫，到了第四代中醫朱增祥，完全改了專業，由開方治病改爲手法外治，從事跌打傷科，而且療效迅捷。患者進去的時候，腰酸背痛，步履艱難，表情痛苦，經過朱增祥診治，少則幾分鐘，多則一小時，幾乎全都一身輕鬆、神情歡快地走出來，腰腿恢復了正常。《壹周刊》記者回來彙報，總編不太相信，懷疑有詐，叮囑記者重新調查。

於是記者鄧明儀，每天都到朱增祥的診所「上班」，責任是「揭穿」朱增祥的「伎倆」。要弄清朱增祥醫術的真僞，最好的辦法是「以身試醫」。這天，報社攝影師俞意達就親自來試試。多年來他單肩背負著沈重的相機，導致胸椎骨錯位，長期疼痛難忍。朱增祥給他診斷後，讓他躺在床上，將他左腳疊右腳，右腳疊左腳，在他背後扭了幾下，前後不過幾分鐘，便把他多年的痛楚了斷。這位平素不信中醫的攝影師感歎：「好少見過醫生咁犀利（少見這麼高明的醫生）！」

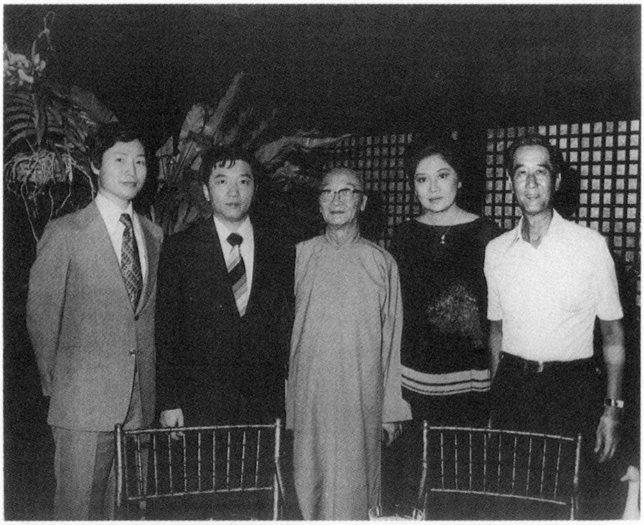

▲朱鶴皐(中)曾兩次應邀為菲律賓前總統馬可仕治病。
圖為朱增祥(左二)與爺爺朱鶴皐和馬可仕夫人(右二)臨行前合影。

記者鄧明儀的妹妹是個建築師，兩年前在工地摔了一跤，導致尾骨錯位，無法工作，輾轉看過十多位骨科西醫，進出醫院數十次。記者帶她去看朱增祥。一周之後，記者看到，因疾病折磨哭了無數次、連坐也感到痛苦的妹妹，踏著輕快的腳步離開朱增祥診所，那一瞬間簡直刻骨銘心。朱增祥滿足地笑道：「有幾十億身家，都不及醫好一個人咁開心（那麼開心）！」

記者在朱增祥診所調查了半個月，不但沒有找他的做假證據，反而看到了朱增祥的仁心仁術，看到了更多妙手回春的病案。二〇〇〇年六月二十二日，《壹周刊》用了整整三頁來介紹朱增祥，標題是：《出入港督府的中醫》。編者按說：回歸後，一片中醫熱。

各大學爭相開辦中醫學系，各科學西醫的學生爭相報讀中醫課程，久醫不好的病人紛紛到中醫處試運氣，突然間，看中醫的人多了起來。

不過，坊間中醫，仍沒有一個考核標準，亦沒有監管製作，良莠不齊，唯一依據的，是口碑，是名氣。

朱增祥的名氣好大。

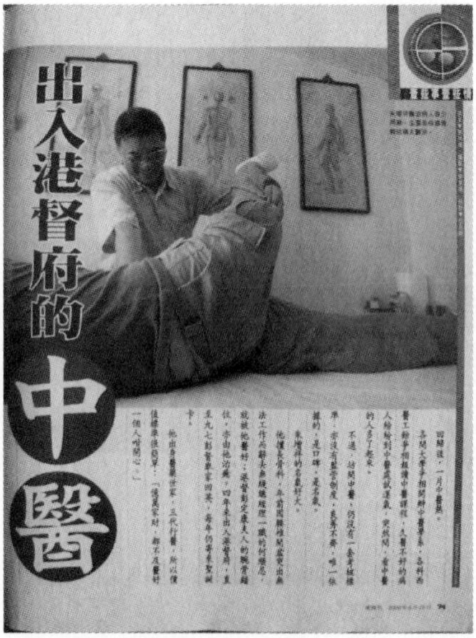
出入港督府的中醫

▲《壹週刊》介紹朱增祥：出入港督府的中醫。
圖中的朱增祥正在做臥位推扳手法。

他擅長骨科，年前因腰椎間盤突出無法工作而辭去無線總經理一職的何順忍，就被他醫好；港督彭定康夫人的腕骨錯位，亦由他治癒。四年來出入港督府，直至一九九七年彭督府舉家回英，每年仍寄來聖誕卡。

朱增祥的病人不少是香港名人。記者能接觸到的幾位，都對朱醫師讚不絕口。立法會議員周梁淑怡說：「我的丈夫是上海人，全是由他祖父及父親治病，我產後也是靠他父親替我調理身體。後來因工作壓力太大，頸椎有問題，都是由朱增祥醫治。他確實是位好醫生，不會拖你症（不會拖延你的病）。」

泛海集團主席馮兆滔說：「我打高爾夫球及網球打傷了肩手等部位，拖拉了幾年都醫不好。一九九五年經朋友介紹下知道他，起初好懷疑，去了兩三次他就醫好我，還教我怎樣不會再弄傷自己，你話系咪倒自己米（你說是不是自己壞自己的生意）！佢份人（他這個人）就是這樣老實，有醫德。」

Burberry等名牌專門店老闆吳國本，六年前因病成爲朱增祥的好朋友。「以前我打波（球）滑雪打到全身傷，唔信（不信）中醫，但西醫又一定叫你開刀。他（朱增祥）不是普通的跌打佬，是根據人的脈理骨骼結構，好精細準確去醫。」

記者訪問期間，吳國本親自做翻譯，帶著同在美國長大、從未看過中醫的朋友葉靖及Horst Geicke兩夫婦來看朱增祥。葉靖因交通意外撞傷了手腕，Horst則挫傷了筋骨及肌肉，朱增祥三兩下手勢便糾正她錯位的腕骨。吳國本說：「我帶過無數朋友來看，都一次搞定（醫好）。他好像跳舞一樣，抱著病人一扭，腰骨就移番正（重定）。」

朱增祥最拿手的絕技，是醫治腰椎間盤突出、尾骨錯位和腕骨錯位。他說：「尾骨錯位和腕骨錯位是我命名的，骨科書裡沒有。有些西醫也知道這兩個問題，但他們不重視。我唔識（不會）英文，醫什麼外國領事，我都會先問有沒有翻譯。入港督府，我都一樣的白衫白布鞋，其他人見到我著成咁（穿成這樣），都覺得好奇怪，她（港督夫人）的秘書黃小姐說，我是惟一一位入港督府的中醫。港督夫人是包玉剛的四女兒包陪慧介紹的，她打網球打傷了手腕及手肘。好奇怪，她連續敷二十四劑中藥也沒有過敏，連彭定康也說不臭。之後她波（球）照（仍）打，但打傷照搵我（仍找我），睇（看）了她四年睇到九七。」

朱增祥說：「我時常先看病人的X光片，可以醫的，我會一兩次醫好，不用醫或不能醫的，會請他不用來。以前袁詠儀因肩膀痛來求醫，她不過是肌肉疲勞，我叫她好好休息便可以了，她卻說要以後每星期來按摩一次，我說我是中醫，不是按摩師。」

朱增祥強調自己不是神仙，「醫唔（不）好人唔緊要，最緊要唔好醫壞人。」

專欄❶ — 朱南山學醫記

朱增祥的太公叫朱南山（一八七一－一九三八年），是近代著名醫學家。

朱南山小名鬆慶，少年時代便隨父親在家鄉南通一個小鎮子上開了一家小雜貨鋪。

每年春節，他都幫街坊鄰居搜集禮品，做成各種搭配的禮品盒。禮品盒有普通的有貴的，大戶人家也來這裡訂購。鬆慶實在不甘守著店鋪過日子，這一年，他別出心裁地多做了一份禮品，輾轉托人送給當地德高望重的名醫沈錫麟，希望能跟沈老學醫。沈老年紀太大拒絕收徒，一番周折，鬆慶終於到了沈家當書僮。沈家藏書甚豐，鬆慶每晚完成各種雜活便秉燭夜讀，等沈老興致好的時候，他會提些問題請教沈老。夏天來了，大批長了膿瘡的農民上門求醫，沈老的兒子、徒弟都嫌膿瘡又髒又臭，能躲則躲。鬆慶卻主動要求替病人施治，請求沈老讓他動手試試。幾年月下來，他治膿瘡已相當嫻熟，能準確判斷膿腫，怎麽動刀、挑膿、清瘡、敷藥、消腫……銘記於心。

沈老生日那天，門前車水馬龍，貴客盈門。沈老當著大批徒弟宣佈：「你們都有點功名，不是白衣人，惟獨鬆慶是白衣人，只念過幾年私塾，但他最得我心，勤奮好學，甘於吃苦，我今天就收他爲入舍弟子。」

不久，沈老因精力不濟，無法看門診了。他提議讓鬆慶代他看門診，鬆慶生怕招來嫉妒，回說：「所有師兄都比我年長，比我有學識，我豈敢坐在這裡？請老師在原位躺著歇息，我在邊上號脈開方，開出的方子讓您來審定。」鬆慶便這樣開始側坐一邊給病人診病，不少病案因得到老師指點，他很快領會，醫技快速長進。不久之後，沈老去世，他被沈老的長子趕出沈家大門。

離開沈家，他回到小雜貨店裡打出招牌，掛著上自己的名字，開始行醫。夏天來臨，鄉裡的農民都來看膿瘡，生意太好了，鬆慶又招來沈老的後人和師兄們嫉妒。爲此，他離開家鄉，先到崇明島，後到大上海，希望憑藉自己的本事，闖出一條生路來。

二、中醫世家的另類傳人

《生於中醫世家》

一九四一年二月五日，朱增祥出生在上海北京西路九四號的南山小築。

南山小築是一座占地二・四畝的四層洋樓。樓頂是花園，花草繁茂，四季不敗。一樓大廳是中醫診所，還有藥房。逢年過節，停診的時候，一樓成了會客廳和宴會廳，可容下十幾張大圓桌。每年農曆年挨年近晚，家家都祭竈君。這一天，朱家上下喜氣洋洋，請戲班來唱堂會，一家大大小小，再邀請摯愛親朋，融融樂樂聚於一堂。

當時上海只有大戶人家才有汽車，朱家就有三輛汽車，大洋樓裡面有抽水馬桶，有暖氣，傭人二十多個。

南山小築是以太公朱南山的名字命名的。朱南山是上海近代名醫，年輕時從南通到上海創業，事業有成，於是舉家遷往上海。他有三個兒子：長子朱小南，二子朱鶴皐，三子朱鶴年。三人都繼承了父業，投身杏林，懸壺濟世。

二子朱鶴皐就是朱增祥的爺爺。

在朱增祥的記憶中，二〇世紀四〇年代，南山小築門庭若市，上至達官貴人、社會名流、商賈巨富，下至左鄰右里、平民百姓、販車走卒……都絡繹不絕地到南山小築診所求治。有錢的人一擲千金，窮人送一筐雞蛋，幾袋茶葉，幾把時令蔬菜。爺爺醫者仁心，大禮小禮一概不拘。

《無法挽回的人生代價》

錦衣玉食的環境裡，朱增祥不知人世艱辛，過著闊少般的生活。上學有車接送，下課後傭人阿姨接過他的書包，遞過來帶著溫熱的點心。吃完點心，他不是回家做作業，而是與一群富家孩子一起到處找樂。回到家裡，抓一把香煙塞給帳房，讓帳房幫他做功課。他回憶道：「人家是做一天和尚敲一天鐘，我卻是連鐘也不願敲的懶和尚。」

一九四八年，時局有變，他隨爺爺乘船前往香港。香港的家與南山小築相比，小得可憐，吃的喝的大不如從前，最要命的是童年時的玩伴全都不見了。他感覺生活一落千丈。他很不情願地上了香港嶺英小學讀書。懷著一種少爺落難的感覺，終日悶悶不樂。於是整天吵著回上海，回到那座大房子去。爲此，他常跟爺爺拌嘴，鬥氣。爺爺被他吵煩了，同意他離開香港。

一九五〇年，朱增祥乘火車，輾轉回到上海。

想不到當年這負氣一別就是三十年！三十年，這邊是社會主義，那邊是資本主義，兩個世界幾乎是陰陽相隔，難通音訊。年幼的他無法預知，他要爲自己的任性，付出巨大的人生代價。

新中國經歷了翻天覆地的變化。二〇世紀五〇年代中期開始，歷次政治運動都波及朱家。中學的時候，朱增祥原本是學生幹部，因爲受家庭牽連，一夜之間，他的所有職務頭銜都被撤掉，從高空摔落平地，與家庭出身有問題的人歸到一類。

《差點吃了「開口飯」》

他的心裡經歷過一段磨難期。不過，幸好他生性樂觀，學生幹部當不成，他把精力投入到文藝活動和體育運動之中。運動方面，他喜歡武術，還練過舉重，個頭雖然不算高大，但肩寬腰圓，挺拔健壯。此外，他在學校也是文藝活躍分子，他尤其喜歡蘇州評彈和話劇。他對蘇州評彈的唱腔非常入迷，就連曲目裡兒女情長的傳奇故事和妙趣橫生的民間笑料，他都能倒背如流，沾染了滿身的浪漫氣息。

一九六二年，高中畢業的時候，他興高采烈地跑回家裡說：「我要報考蘇州評彈演員。」沒想到家裡激烈反對說：「朱家有頭有面，世代靠中醫揚名，難道到你這裡就斷掉了！你是長房長孫，不繼承中醫，竟然墮落到要吃『開口飯』？」舊社會稱演藝界的人都是「吃開口飯」，也就是下等職業。

思前想後，家裡這些年遭遇了種種不測，朱增祥不願揹著「大逆不道」的名聲，傷長輩的心。最後，只得改報了上海衛生局舉辦的「中醫帶徒班」。當時還有師帶徒的傳統，朱增祥的第一個師傅，就是上海名醫嚴二陵。嚴二陵教的是內科及婦兒科。

一九六七年，朱增祥畢業之際，上級指示，要大家回應毛主席號召：「要把醫療衛生工作的重點放到農村去。」從「中醫帶徒班」畢業的同學，各奔東西，朱增祥被分配到安徽農村，一家公社衛生所。

專欄❷——朱氏醫館外觀

朱增祥的診所，位於香港的北角，臨馬路的一幢舊樓上，診所位於二樓。這段舊馬路還有電車悠悠而過，像粵語殘片的街景。診所外牆發暗，牆皮剝落。二樓外牆的紅漆舊了，「註冊中醫師朱增祥」幾個字，透出一種飽經滄桑的模樣。下面還掛著一塊手寫體的招租廣告，再下面是幾台空調，有點雜亂。

診所裡面的陳設也不講究。朱增祥朗聲笑道：「近三十年不變了。」有一陣子，屋裡還漏水。他認為這並不重要。他說：「有實力的醫生，不在乎診所的外觀。香港凡是裝修不太講究，甚至有點嚇人的診所，才是真正為人民服務的。它的收費才會讓人放心。」

《與中醫外治之緣》

骨子裡，朱增祥是叛逆的。從小時候起，對他爺爺及爸爸的號脈開方就沒有什麼興趣。開方、抓藥、熬煮、服下去……整個過程太長了，見效太慢。他思維活躍，整天想，有沒有更快的治療方法呢？有一天，爺爺診所裡來了一位下頜脫臼的病人，表情異常痛苦，陪同他前來的家人說，已經找了幾位醫生花了不少錢，還是治不好。爺爺看了一下，伸出兩手托著病人的下頜，用兩隻大拇指一按，再一托，就重定了，病人痛苦立消。太神奇了！他目不轉睛地望著爺爺，一下子，爺爺在朱增祥心目中的形象也神奇起來。

他心裡暗暗想，要我學，我只願學這種快治手法。可惜，在一九五〇年他便與爺爺天各一方，從此命運無常，無暇他顧。

在上海念小學的時候，朱增祥每天下午放學後，喜歡跑到弄堂口，看一位補碗工匠吳師傅補碗：只見他雙手拿著小小的竹弓鑽，無比輕巧地在一只缺了口的青花瓷碗上鑽幾個小小的洞眼，碎片上也鑽洞眼，鑽完洞，吳師傅把幾粒扁平的小鉚釘含在唇邊，然後對應著位置鑲入鑽好的洞眼裡，對齊，再把鉚釘鉚實，用一隻小錘子把鉚釘敲實。稍不留神，豈不是敲在青花瓷碗上。多險啊！那種準確無誤、精彩絕倫、化腐朽爲神奇的巧勁讓他驚歎不已。經這麼一補，原來破開的青花瓷碗完全復原，幾乎看不到裂痕。多麼高明的修補術啊！朱增祥看得靈魂出竅，忘記了時間，有時直想捋起衣袖跟著學一把。他心想人也可以這樣修補吧？

高中及大專讀書的時候，他因爲酷愛運動，曾經受過外傷。他到醫療室或醫院去，他發現骨科醫生幾下手勢就把手肘脫臼、腳跟扭傷等治好了，根本不用吃藥，效果立竿見影，好不讓人佩服！

《底層磨礪》

朱增祥大專畢業，離開了大上海，到安徽農村，衣、食、住、行全靠自己，當時農村的艱苦超出了他的想像，他嘗盡了底層生活的艱辛。他笑稱這一段是「少爺落難」。他不僅要救死扶傷，更多的時候，他要做各種各樣的雜活，他當過工地上的監工，從房子的設計到準備磚瓦，採購木材，甚至招募民工，他都做過。田裡的勞動他也少不了。有張當年的照片就是他用扁擔挑著兩筐煮熟的米飯，送到田頭給大家吃。照片上的他是樂呵呵的，看不見苦難的痕跡。

他學的是中醫，但有一段時間，領導卻把他分到西醫外科手術室，讓他當西醫的第二助手，連護士的工作也學會了，這些一線臨床經驗，大大豐富了他的學識，也使他對西醫及中醫各自的優勢有了更深一層的認識。

朱增祥對手法外治的興趣超過了他原來所學的內、婦兒科。外治手法起初是在安徽一間戰備醫院自己摸索著學的，邊學邊用，還頗見效果。一九七二年，他調進了馬鞍山鋼鐵公司當醫生，期間，公司派他到上海跟兩個醫生學過中醫的傷科：一個是上海黃浦區中心醫院中醫門診部的李春陽；一個是使用「巨針」治療、有「趙一針」之稱針灸大師趙柏慶。

於是，中醫外治這條路他是更加走定了。

《到香港掛傷科牌》

一九七九年底，政策鬆動，朱增祥離開馬鞍山到香港，與久別的爺爺、爸爸團聚。爺爺在香港既有根基，又有名氣。爸爸比朱增祥早來一年，也加入了爺爺的診所，他們開的都是內婦兒科。朱增祥來到，自然也進入診所，祖孫三代一起經營醫館。不同於爺爺和爸爸，朱增祥掛出的牌子是「中醫傷科」，專攻中醫外治，包括：針灸、傷科、推拿。

一九八〇年春節，恰巧鄰居有位杜老太太腿傷一個多星期還不見好，爺爺叫朱增祥過去看看。老太太年近八十歲，從床上下來艱難地走了兩步，朱增祥發現她是明顯的長短腿，她兒子說她是摔了一跤導致的，跌打師傅說是跌傷，扭傷筋骨，天天來給她塗藥酒、拭擦按摩。朱增祥判斷她可能骨折，叫她躺到床上，給她檢查，用手一探就知道杜老太太確實是骨折。他馬上告訴杜老太太的兒子，明天就要去處理，不是扭傷，是骨折，不能再耽誤時間了。杜老太太一家半信半疑。第二天，家人送杜老太太去醫院檢查，透視結果出來，果然是骨折，於是馬上做手術，手術後，杜老太很快就好了。

事後，杜老太的兒子對朱增祥的爺爺說：「你孫子真厲害！一看就知道是骨折。醫生說再遲點來就無法治了。」為了酬謝，杜老太太叫兒子送了一套高級西服給朱增祥——這是朱增祥成年以來穿過的最昂貴的衣服！一九八一年，朱增祥陪同爺爺到菲律賓，給馬可仕總統診病的時候，穿的就是杜老太送的這套西裝。

這件事之後，爺爺終於相信了這個不肯繼承內婦兒科的孫子。

專欄③——拔號、拔拔號、拔拔拔號

朱增祥沒見過太公，但自幼年起，爺爺經常跟他講太公的故事。太公是個傳奇人物。太公朱南山的名聲帶旺了家門，到爺爺那一輩三兄弟也名聲遠播。小時候，爺爺在朱增祥心目中也無比神威。爺爺自幼跟太公朱南山學醫，九歲上台抄方，十幾歲就開始給病人診病。

當時爺爺在家看病，一個病人收一塊銀元，一天上百號病人。當時一塊銀元能買一袋大米。經常還有大戶人家約他出診。出診佔用時間，意味著診金翻倍。當時朱家收費標準是以家爲圓心，劃了一圈一圈按半徑範圍遠近來計算診金。比方五公裡之內收十塊銀元，遠一點收十五塊銀元，再遠一點就要二十塊銀元。

有錢人家來看門診，見要排隊，馬上說：「我要拔號！」拔號即是插隊，要加多一倍的診金，如果原來要一塊銀元，現在就升到兩塊銀元了。如果再有一個有錢人來看門診，一聽有人拔號插隊，便說：「我要拔拔號！」即是在拔號診金上再翻一倍。上海有的大戶人家很愛面子，愛耍豪氣，比方王公館一聽葉公館拔號，便抬價；張公館一聽王公館拔拔號，便叫出：「我要拔拔拔號！」自然，診金便如此類推地翻倍上去。

拔號，拔拔號，拔拔拔號，往往應接不暇，朱家醫門興盛到這種地步。

三、巔峰時期的厄運

朱增祥原先只是在坊間有名氣，但《壹周刊》的報導轟動香港，讓朱增祥成了中醫明星，社會政要、各界名流和普通百姓都蜂湧而來，小小的診所熱鬧非凡。演藝界的明星也紛紛登門求醫，先後來過的有：鍾楚紅、杜琪峰、張衛健、許志安、許鞍華、蘇永康、金城武等，周潤發也帶著夫人來了。主持美食節目的方太，寫美食專欄的蔡瀾也來了。六十歲的朱增祥達到事業巔峰，身體的承受力也達到極限。

中國有句俗話，人怕出名豬怕壯。朱增祥出了大名，獲得社會認同，他的身體狀況卻急轉直下，由巔峰跌入低谷：經醫院檢查，他得了肝癌，並且已經是晚期。其實早在一九九四年，朱增祥就被確診肝癌，但由於他生性樂觀，加上中醫的調理，病情一直沒有惡性發展。由於來診所看病的人太多了，一部分是筋縮病人，另一部分是頸椎、胸椎、腰椎等錯位病人，需要朱增祥用手法治療，這完全是一項體力活。病人一多，醫生的身體就吃不消了。所以朱增祥的病情惡化，是勞累所致。

《重病令朱增祥脾氣一度暴躁》

朱增祥得知自己肝癌到了晚期，感覺命運對他太不公平了，一度情緒起伏，脾氣暴躁，怨天怨地，他明知這種態度於事無補，但開始還是控制不了。

在義大利僑居的王燕歡女士，見證了朱增祥情緒最波動的時刻，她用「怪醫」形容他。王燕歡在一次滑雪意外中，不慎弄傷了尾骨，痛楚令她無法安坐。當地的許多醫生——包括骨科醫生，都替她看過病。哪怕是做X光檢查，醫生們也找不到令她疼痛的原因。

王燕歡假期回港，又看了很多醫生——特別是跌打醫生，每日不斷給她敷藥，敷了近二十劑藥後，她的皮膚終於受不了。來自尾骨深處的刺痛，令她痛不欲生，輕生的念頭時常湧現。有一天，正當她感到極度絕望時，她從《壹周刊》上看到介紹朱增祥的文章，便抱著一線希望找到他。

王燕歡查詢到朱增祥的電話，跟他聯絡後，便迫不及待去朱增祥的診所。不料到了診所，卻被朱太太阻攔說：「朱醫生每天最多只看六位病人，今天診額已滿，請改天再來。」

王燕歡感到莫名其妙，朱增祥爲何每天只看六位病人？難道這就是名醫的原則？後來她才知道，朱太太這樣做，是愛夫心切，朱增祥剛做了肝癌手術，正在休養中，不宜過於操勞。但在王燕歡的苦苦懇求下，朱增祥終於答應爲她診治，此時此刻，她心裡立即想到「醫者父母心」這句話！！

在等候期間，王燕歡發現，朱增祥是一位怪怪的醫生，脾氣暴躁，嘴上不停地罵，身爲醫生，朱增祥竟然用無奈的語氣說：「這麼簡單的病，爲什麼要把人弄成這樣？這些醫生是做什麼的！你們有病就要找我看，我自己生病又有誰來救我？患絕症的病人還要幫人醫病？！」這種無奈的感覺，令人感慨萬分！顯然，是晚期肝癌讓朱增祥脾氣暴躁。

接下來，朱增祥爲王燕歡看病，診斷她是尾骨錯位，需要在肛門處用手指重定。這種治療必須要有第三者在場——這是爲病人著想的公正的做法。兩三分鐘之後，錯位的地方重定了，朱增祥說她可以回家了，但一定要注意：

一、暫時不能乘坐巴士；二、不能坐軟沙發和軟椅；三、不能睡軟床。

王燕歡當時還覺得還有些地方不舒服，在半信半疑的情況下，付錢離開了。沒有想到，到了第二天，她尾骨多年的痛楚竟然消失了！

後來，朱增祥知道自己在她心中留下「脾氣暴躁」的印象，在公開出版的《錯位筋縮淺談》中致歉：「當初我知道自己得了肝癌後，也有憤世不公、怨天怨地等情緒起伏的階段，明知這種態度是於事無補的，但一定會經過這一階段，因爲我也是人，情緒的起伏是不免的，這種心情希望大家可以明白，一時的火氣希望你們可以原諒，但把臭脾氣帶給自己的病人，實在是不應該，因爲她沒有得罪我，她也是一位深受病痛折磨的人。今次王女士的嫂子被我嚇怕了，這是我過了火位，在此向她致歉！」

朱增祥還在書中爲讀者提供建議：「脊骨錯位了，就一定要先重定，單是敷藥，是沒有作用的。當尾骨重定後，患者不可再睡軟床、坐軟沙發和軟椅。另外，可自製一塊墊板墊著坐，避免再傷及尾骨處。材料可用發泡膠板，例如游泳用的浮板，在板的一邊開個小缺口〈見左頁圖〉，那麼墊著坐的時候就不容易觸到尾骨處。」

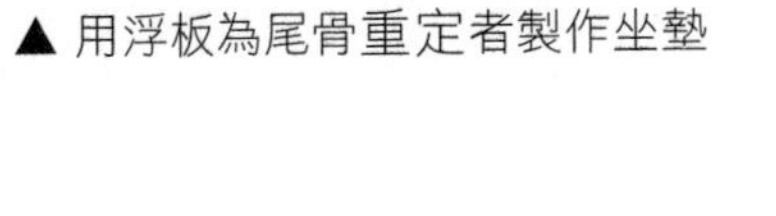

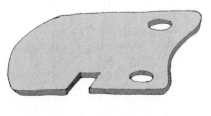

▲ 用浮板為尾骨重定者製作坐墊

《名西醫為朱增祥診治》

醫生朱增祥病了，其實還是有人幫他醫治，而且是大陸的西醫陳敏華。在有關筋縮和錯位的理論和實踐方面，朱增祥認爲西醫有許多不足，一般人會認爲他可能全盤否定西醫，甚至否定科學。那麼，朱增祥爲什麼願意把自己的生命交給西醫來醫治呢？朱增祥直接回答：西醫發展很快，都是人的成果，我爲什麼不用？朱增祥相信，科學也是真理。

替朱增祥治病的陳敏華醫生，曾留學日本獲得博士學位，是北京腫瘤醫院超聲科主任、研究員、博士生導師，任中華超聲學會常務委員，中國超聲醫學會腹部委員會副主任委員，北京超聲醫學會副會長，中國腫瘤介入診療委員會常委，國際抗癌協會評議員等職務。她是香港名中醫查良鎰教授介紹給朱增祥的。我手中恰好有一篇陳敏華醫生介紹朱增祥的文章，引用如下：

朱增祥先生是我的患者，也是我的朋友，從某種意義上講，他還是我的老師。話要從四年前說起。

二〇〇一年一月十四日晚，接到香港老友查良鎰教授的電話：「我要介紹一個患者給你。他是香港一位很有名的骨傷科中醫，已在香港瑪麗醫院確診爲肝癌，請你多關照。」放下電話，我思量著：「既是名醫，絕不會因爲內地看病比香港便宜所以來找我吧，爲什麼千里迢迢到北京來找我？憑什麼信任我，把生命交托給我……」帶著種種猜測，甚至好奇，第二天迎來這位醫師患者。

一見面，看他慈眉善目，一開口，知道他是同齡人，又是上海老鄉，頓有親切之感，彷彿是老同學來了。讓我感到特別的，是他的求醫態度。肝癌是癌中之王，我爺爺是在發現得病後半年去世的，他生活的那個年代，沒人能救他。現在醫學發展飛速，各種治療方法和新技術正在被開發應用，但肝癌仍是人們談聞色變的最可怕的惡性腫瘤。有醫學知識的他不會不知道，可是他一副若無其事的樣子。他說：「××醫院說我只能活半年。假如你能治好我，或讓我多活些日子，我在香港的那些骨傷患者也就得益了……」平靜得彷彿是在說他人的事。我不由得肅然起敬。一個得了「絕症」的醫生，心裡仍念念不忘他的病人，這是何等的胸襟，何等的情操。他雖然是我的患者，但此刻他已經和我是「同一戰壕裡的戰友」，我們會共同努力去戰勝他肝癌裡那個惡魔。

經過超聲儀檢查，結論是「重度肝硬化、肝內多生增生結節，門脈高壓、脾大，肝右葉腫瘤，符合肝癌表現」。這樣的肝病背景，會影響肝癌的治療效果。我在思考如何向他開口。看見我猶豫的神態，朱醫師一臉坦然：「陳教授，您儘管對我說，什麼情況我都能接受。兩個要求：一是別告訴我太太，她精神緊張；二是希望告訴我，還有多久日子。」既看不出緊張，更看不出悲傷。我問他，爲什麼選擇「超聲引導射頻消融治療」，他的回答是「想有一個好的生活質量，也相信你能治好我」。這番話，又讓我看出他的聰明。不少人求醫的目的只在延年益壽，而他看重的卻是生活質量。我向他說：「那麼我們共同研究一下你的診斷治療方案，首先你必須做一個超聲引導穿刺活檢，在獲得明確的病理組織學診斷後，才能治療，這是我們北京大學腫瘤醫院的規定……」我向他談了初步的想法，他毫不猶豫地應道：「一切都聽你的，我相信你全是爲我好，我會配合你的。」目前，內地一些醫院醫患關係比較緊張，很多患者常質疑醫生的診療過程，不少醫生在診治中，心中充滿憂慮、緊張，但遇到像朱醫師這樣的患者，我心中只有一個衝動：「不要辜負他對我的信任，一定要爭取最好的效果。」

治療過程很順利。對腫瘤的射頻消融，局部溫度達一百度，一般患者都會要求「多打些麻醉藥」，然而朱醫生聽說麻醉藥會損害肝功能，他堅持少打，還不斷鼓勵我們：「你們放心醫治，我能堅持。」治療結束，他的衣衫濕透，但他不忘致謝並讚揚我們：「真了不起，就這麼輕鬆地治好了我的肝癌。」然後，掙扎著坐起來，自己走下治療床。回到病房，我希望他多留幾天吃些中藥補補肝，他立刻退掉了回港的機票。作爲醫師，他會對他的患者有過許多的囑咐；而作爲患者，他又十分尊重醫生，聽從醫生的醫囑。在我的眼中，他是一個不一樣的患者，是一個崇尚科學的智者，是一個有良好心理素質的勇者。他一定能獲得好的治療效果，因爲他沒有一般肝癌患者常有的易躁易怒，他沒有一般患者對癌症的恐懼、沮喪。果然，其後的一年多裡，他病情相對穩定。

其間，我去香港開會，相聚時他得知我腰椎疼痛，當即爲我檢查，診斷爲「長期坐位姿勢不佳造成腰肌勞損及錯位」，並施以按摩指壓等手法。不出十分鐘，我的疼痛消失，竟可彎腰手觸地面，不禁連呼：「神奇！神奇！骨傷名醫，名不虛傳。」我的兩位親友也跟著說：「我也腰痛」、「我也肩痛」，朱醫生一一就診按摩及手法治療，二人當即解除了痛苦。作爲一個肝癌患者，這樣用力必然會傷及他的肝臟，我看著他額頭上滲出的汗珠和微微漲紅的臉，心裡一陣不過意；然而他不但分文不收，反而要請我們去吃飯，以盡「地主之誼」，嘴上還不停地說：「沒有你，哪有今天的我！」令我感動不已。

近來，我常常想，與朱先生相遇、相識，不知是我給予他，還是他給予我，哪個更多？可能還是後者多些。我從對他的治療中得到啓示：一個患者對醫生的信任，對醫療的積極配合，對生命的樂觀豁達，才能在治療「絕症」中產生如此好的效果！朱先生已健康存活了四年，我也更深地明白，做一個醫生，不僅要設備好、醫術精，還要有更深的精神內涵、心理交流、醫患協作等。僅從這一點，朱增祥醫生就是我的老師。

我由衷祝願他健康快樂，並期待他爲我創造一個奇蹟。這也是作爲醫生的我，還有他的親朋好友，以及他的患者們所期盼的。

陳敏華

二〇〇九年三月九日，我和太太從內地到香港專程訪問朱增祥，只見他慈眉善目，氣色紅潤，給人健康樂觀的印象。他告訴我們，自己剛剛做完第五次手術，現在體內的肝是移植的。我們很吃驚，因爲他的神情根本看不出有什麼病態，相反，依稀還能看到年輕時風流倜儻的貴公子形象。

我們對朱增祥一連做了三天訪問，其間我們經常一起去吃飯，我擔心採訪時間不夠，建議在附近隨便找一間餐廳算了。朱增祥堅決反對，他說吃好是人生大事，不能隨便。此言正合我太太的心意，她視美食如命，時常一邊吃一邊拍照，幾天之後，這餐美食就會出現在報刊美食專欄裡。換肝之前，朱增祥吃飯時先要簡單檢測一下身體指標，看看什麼東西不能吃，如今卻不用檢測，什麼都能吃。他享受著自由暢快的美食樂趣，不怕花錢，要活出人生的質量來。

朱增祥手裡經常會拿著小玉墜，是一個翠玉佛像，吃飯時他將佛像壓在白色的餐巾上，來回不斷摩擦，然後湊近鼻子像聞香的樣子。那天早上，我們乘雙層巴士去找餐廳時，他不斷摸著小佛像的鼻孔，路上風大，我怕他感冒了。他說如果感冒，就完了，摩擦這小佛像的鼻孔，是祈禱保佑他的平安，不會得感冒的。

專欄❹ 黃包車中醫廣告

在新中國成立前的上海，像朱家這樣有汽車的中醫師不多。汽車掛著醫生名字、地址、電話，穿過熱鬧路段，相當於做廣告，令同行羨煞。有的中醫師剛開業，根本沒有生意，便包了一輛黃包車。

黃包車裝有鈴鐺，他就雇了車伕，讓車伕搖響鈴鐺，吸引路人注意。黃包車的車背上貼著「某某某中醫師」及門牌號碼之類。他安坐於車上，中午時分趁人流最多的時候，在南京路、淮海路等熱鬧地段招搖過市，路人會說：啊，這個醫師真厲害，有錢雇車跑來跑去，可見生意不差。

然後他當時會在診所安排自己的親戚朋友扮作病人，等真正的病人來時，排在前面的「病人」紛紛交頭接耳，說這個醫生如何如何了得。弄得真的病人倒要排隊兩個小時才看得上一趟病。看了如果沒有什麼效果，病人再來問醫師：「我的頭疼還是沒有好。」他會說：「現在能吃點東西，不是好了一點了嗎？原來會大疼的，現在沒有大疼，不是好了嗎？

這樣的醫師竟然也可以找到生存之路。

四、重病中發明拉筋凳

朱增祥的病人，主要是錯位和筋縮。

在以前的年代，錯位只能用手法重定，筋縮也是靠人力來拉開，所以醫師需要豐富的經驗、純熟的技術和良好的體力。因爲身患重病，病人又源源不斷來求治，朱增祥身心逐漸受不了，他不想每天醫治太多的病人，脾氣開始暴躁，工作漸漸減少。

最擔心朱增祥身體的是朱太太黃毓華，她還爲此患上了抑鬱症。

人類許多發明，都是因爲懶惰，比如，想穿乾淨衣服，又不想洗衣服，就發明洗衣機；想遠行又不想走路，就發明了汽車、飛機……如今重病中的朱增祥，想給病人治病，又希望省點力氣或少動手，又希望效果好，於是發明了拉筋凳。

在介紹拉筋凳前，還需瞭解朱氏拉筋法的源頭。

一九六七年，讀完六年「中醫帶徒班」（屬於大專）的朱增祥，被分配到安徽農村的一家公社衛生所工作。之後又調入安徽桐城的一家戰備醫院工作。

那時因礦井坍塌，一位工人被壓傷了，時常來看病。這工人生得牛高馬大，朱增祥給他治療多次，也不見好轉。有一次，朱增祥心血來潮，讓他躺在治療床上，朱增祥將他的一條腿舉起來，持續舉著，不放下——朱增祥年輕時喜歡舉重，舉一條大腿沒問題——過了一段時間，他將腿放下，再舉另一條腿。即興的舉腿療法，工人竟然說感覺好多了。因此，朱增祥發現了拉伸腿部的效果，朱氏拉筋法就萌發於這種舉腿療法。

《靠牆拉筋——拉筋凳發明的前夜》

後來到了香港，朱增祥一直在思考筋縮可能帶來的症狀，以及如何用手法拉筋治療的問題。朱增祥以多年臨床經驗總結，筋縮可能帶來下列十五種症狀：

頸緊痛；腰僵直痛；不能彎腰；背緊痛；腿痛及麻痹；不能蹲下；長短腿；腳跟的筋有放射性的牽引痛；步法開展不大，小碎步行走；髂關節的韌帶有拉緊的感覺；大腿既不能抬舉亦不能橫展；轉身不靈活；肌肉收縮、萎縮；手不能伸屈（手筋縮短）；手、腳、肘、膝活動不順。

用手法拉筋，要損耗醫師大量的體力。重病的朱增祥動了腦筋，他見診所牆柱突出於牆面，便將長椅靠上去，讓病人躺在長椅上，抬起一條腿放在牆柱上，大腿和小腿儘量緊貼牆柱，另一條腿自然垂向地面。這種靠牆拉筋法，醫師毫不費力，竟然可以替代手法拉筋，而且效果很好。這是拉筋凳發明的前夜，需要記上一筆。

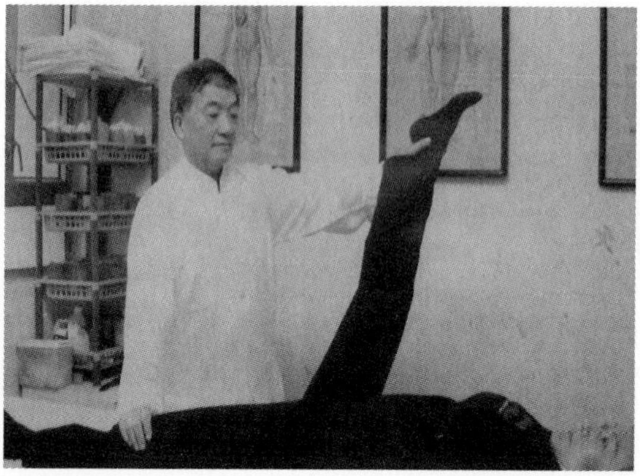
▲朱增祥早期的舉腿拉筋法

有位叫何順忍的先生，當時請朱增祥醫治腰椎間盤突出，他用文字記錄了靠牆拉筋病例：

某日，我帶妻子和女兒到朱醫師診所治療背痛。我目睹一名老婦雙腳不能行動，要家人扶持。此老婦在家中是太上皇，終日坐看電視，走動不多。其後發覺步履艱辛，且腳痛。經朱醫師一看，便斷定爲筋縮症，遂施予拉筋大法。

該老婦在丈夫及女兒幫助之下，臥在一張大概一英尺半寬乘四五英尺長之矮凳上，而矮凳一端跟牆角一邊緊貼成九十度角，老婦則需把一腿向上緊貼牆邊，放下另一腿貼地。但見她的丈夫及女兒苦口婆心，勸老婦照朱醫師指示放腿貼地，老婦只以呱呱大叫作爲回應，不肯就範。

朱醫師警告她，若不儘快拉筋，天天拉筋，筋縮之患將會導致其坐輪椅。老婦仍然害怕痛苦，拒絕合作。朱醫師嚴斥之際，亦命人拿來數本二三英寸厚的電話簿，作爲老婦下垂之腿的承墊，讓老婦腿筋不用拉得太多，減少痛楚。如是逐本電話簿移開，直至老婦垂下之腿完全貼地爲止。此時，老婦不再叫痛。十分鐘後，老婦移到另一邊牆角，臥在另一張類似的矮凳，以左右腿交替做同一拉筋動作。再過十分鐘後，老婦被扶起身，稍事休息便試行站立走路。一來一回之後，衆人問她感覺如何，她歡欣地回答，現在不覺痛楚了。

朱醫師其後告訴老婦一家人，老婦只要天天拉筋便會痊癒，不用再來找他。原來老婦此前已看過其他醫生多次，但找不出病源。以上例子看來，朱醫師雖然疾言厲色，但卻能粗中有細，就地取材解決問題。其療程亦可稱爲不二，病人只需看一次，不需再來也……

何順忍——已退休地球人

《病例：香婆婆的拉筋故事》

香港有位林慧慧女士，也親眼看過朱增祥用靠牆拉筋法治病。那天是二〇〇四年元旦，朋友愛麗約林慧慧一家吃飯，留學外國的孩子都回來了。愛麗的母親香婆婆也在席上，她是一位親切幽默的老人家，大家足足有兩年多沒見了。

整頓飯吃下來，香婆婆都沒有離座。直到大家起來告別的時候，林慧慧才發覺，香婆婆步行很慢、很吃力，兩年不見老人變化太大了。

愛麗說母親症狀已出現一年多，中醫、西醫看過不少，國內國外的都有，X光也照過無數。基本上都說是坐骨神經出了問題，但又沒有解決方案。

原本活潑好動的香婆婆，出外走動的次數和時間逐漸減少，整天待在家裡看書，或看電視。愛麗想到老朋友朱增祥醫師應是有辦法的，於是說服香婆婆去看看。

下午三時，他們一行人到朱增祥診所。朱增祥只看了一眼便說：「我知道你的問題，簡單說是筋縮。」患者家人帶來X光片和報告，朱增祥都擱在一邊，不看，他有自己的診斷方式。香婆婆在小診室的床上做了簡單檢查，朱增祥便要求香婆婆到外面的大診室，做「臥位拉筋」。

大診室有兩張方方正正的皮沙發，靠牆邊放著，正一邊抵著牆柱——牆柱左右各一個，像是爲左右兩腿拉筋而設。香婆婆躺下，把一腿搭靠著牆柱邊，伸直向天；另一腿則屈曲向地，儘量讓腳底觸及地面。這個姿勢需保持十分鐘，然後左右腿交替。

但香婆婆年紀大了，腿還沒放好，已大呼叫痛，同來的家人不知所措，卻又幫不上忙。結果姿勢是做了，但向上的一條腿是曲的，垂下的那條腿則由婆婆的丈夫香伯伯托著，不能著地。朱增祥在小診室看完一個病人，脫身出來，看到香婆婆的拉筋姿態，很不滿意，將香伯伯趕到一邊，並警告說：「拉筋的方式做得不正確，完全沒有效，這樣下去，逃不脫坐輪椅的命運！」

我們親眼看過朱增祥看病，確有一種威嚴。他把香婆婆向上的腿一點點地按下去，婆婆的反對聲音愈來愈少，腿也愈來愈直。但另一條腿，一下子要腳底觸地，確實很困難。朱增祥自有辦法，他拿來一大堆電話簿和雜誌，墊在香婆婆腳下，然後一本本逐漸拿走，不到二十分鐘，腳掌就踏在一本薄薄的雜誌上。

右腿成功了，香婆婆信心大增，很高興地轉過去拉左腿。「這條腿聽話得多。」她說。結果二十分鐘的拉筋也順利完成了。香婆婆站起來走了數步，笑不攏嘴，竟可以大踏步，還可提起腿。香婆婆上下樓梯容易多了。

臨走時，朱增祥給香婆婆開了「方子」：「每天拉筋三次，每次每條腿不少於十分鐘。」朱增祥的解決方案就是這麼簡單。可能難度最大的，反而是要找一張長短和高度適合拉筋的長凳。

《四代拉筋凳的發明》

朱增祥是一個喜歡思考、善於思考的人，患者靠牆拉筋雖然效果不錯，但還是有缺點：一、患者仍需醫師或他人協助；二、換第二條腿拉筋時要找另一面牆，很不方便。

朱增祥心想，如果能設計出一張凳子，讓筋縮症病人躺上去，借助一些簡單輔助工具，比如綁帶、沙袋、計時器等，不就可以自助拉筋嗎？朱增祥立即動手，畫了幾張設計圖，比較了一下，選定一款請女弟子莫秀製作。

朱氏拉筋凳的妙處在於：

1、安全。

2、一般人可以自助拉筋。

3、在他人協助下，嚴重筋縮症患者可借助綁帶、沙袋、腳墊，逐漸將筋拉鬆，拉到位。

4、比醫師用手法拉筋效果更佳。

5、醫師可以從手法拉筋的體力勞動中解放出來。

6、可以標準化、規模化推廣拉筋。

另外，拉筋凳還可以放置在各種場合。

1、一般醫院可用拉筋凳醫治筋縮病人。

2、家中有拉筋凳，患者可在家裡拉筋健身。

3、企業辦公場所放置拉筋凳，可防治員工筋縮。

4、普通健身館也可以放置拉筋凳供會員使用；

5、老人俱樂部可以放置拉筋凳給老人使用。

6、公園可設置固定的拉筋凳，成爲公共健身設施。

第一代拉筋凳看起來很漂亮，但有個缺點，就是立杆用兩根大藤杆，中間靠腿的部位是用細藤條編織的，有彈性，不結實。於是朱增祥做了小小改進，直接用三根粗大的藤杆當立杆，做出了第二代拉筋凳。

第二代拉筋凳的特點：

1、用三根藤杆，組合成一根垂直立杆。

2、拉另一條腿時，立杆可抽出來，插入旁側的孔洞裡。

3、第一代拉筋凳一樣，患者枕頭部分，可折疊，因爲香港人普遍住房比較小，折疊或

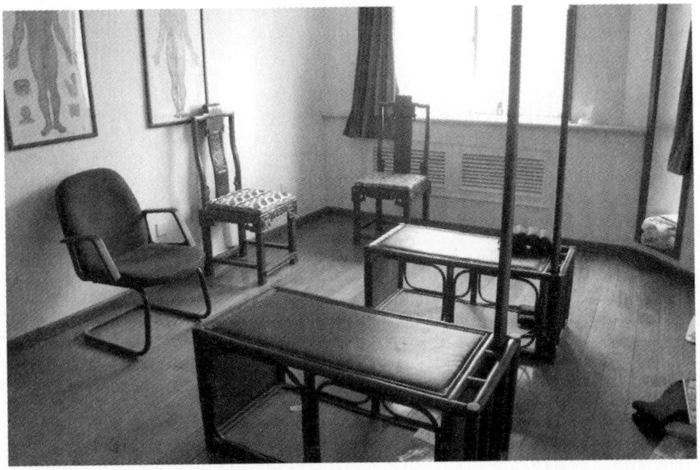

▲朱增祥發明的第四代拉筋凳，越來越穩定。

拆分容易放置，不佔地方。

第三代拉筋凳的主要特點，是比第二代穩定性更好。

第四代拉筋凳的特點，是比第三代穩定性更好，凳子改爲完整的一張，適合較寬敞的固定場所使用。也是爲大陸的患者和健身人士準備的，因爲大陸人住房相對寬敞，不需要節省空間。

從第一代拉筋凳到第四代拉筋凳，主要的演變是越來越實用，越來越穩定，體現了朱增祥小心謹慎，追求安全的性格。

前三代拉筋凳是設計成可拆卸的，因爲香港人居住的地方小，方便拉完筋後拆分放置。

專欄 5 — 幫港督夫人治病

第一次給港督彭定康夫人施治，是因爲她打網球導致手肘扭傷、腫痛，朱增祥給她敷藥，兩天見效。好了之後，朱增祥還問她：「港督有沒有嫌這中藥的氣味薰著他？」港督夫人說：「沒有呀，他睡得好好的。」

第二次，港督夫人又因打網球導致手腕錯位，特邀朱增祥到港督府施治。

朱增祥是在會客廳見到港督夫人的。她身材高大，站起來時，比朱增祥還高。當時，彭定康在客廳的另一端看報紙。朱增祥仔細察看了港督夫人的手腕，知道是錯位，要重定會很痛。有什麼方法令病人減輕疼痛甚至察覺不到疼痛？他想了一下，便讓港督夫人站在沙發邊上，背過身去，他迅速拿起她的手腕開始正骨，港督夫人痛得跌坐在沙發上，但再來幾下手勢，便正好了腕骨。正在看報紙的彭定康吃了一驚，還未弄清怎麼回事，便見夫人展露微笑，什麼事都沒有發生一樣。

朱增祥笑著說：「您現在再動動手腕，看疼不疼？」

港督夫人試著轉動著手腕，啊，竟然不疼了，簡直難以置信！

五、朱氏拉筋法

針對筋縮患者時常會有腰痛、背痛、腿痛和腿腳麻痹等衆多不適症狀，朱增祥根據自己多年的臨床經驗，創造出一套拉筋法，使患者通過拉筋凳來拉筋，且效果顯著。患者求診時，醫生若用手法幫他拉筋，他會感覺疼痛，甚至對治療產生恐怖。而朱氏獨創的拉筋法，可以大大減輕防治拉筋時的恐懼心理，因爲拉筋的強度可以自行控制。

《黃帝內經》提到：「筋長一寸，壽延十年」。

對於沒有筋縮症的人，只要長期堅持拉筋，就可以保持身體的柔韌性，防止筋縮，延年益壽。

《臥位拉筋法》

朱增祥最首推臥位拉筋法。此種拉筋法，是根據拉筋凳的特點所設計的，主要是腰部不動，緊貼拉筋凳，全身放鬆後不易拉傷腰肌或引發腰椎間盤突出症，最爲安全。具體做法如下：

1、放好拉筋凳，將立杆插上。

2、坐在拉筋凳上，臀部儘量移至立杆。

3、身體以仰臥的姿態躺下，右腿伸直，靠在立杆上，臀部貼緊立杆，左腳落地，盡可能觸及地面，雙手舉起，貼近雙耳，平放在拉筋凳上，堅持十分鐘；期間左腳也可用踏單車的姿勢擺動，以便放鬆髖部關節。

4、將立杆插在另一邊，再依上述方法，換一條腿，也是做十分鐘。

這種拉筋方法除了可以拉鬆腰至大腿膝後的筋腱外，也有助於拉鬆髖部的關節，所以臥位拉筋法又稱臥位鬆髖法。當然，此法也可以拉鬆大腿內側韌帶及大腿背側韌帶，是一種最高效的拉筋法。

※臥位拉筋法的注意事項：

朱增祥強調，凡是有高血壓、心臟病、骨質疏鬆症、長期體弱者，一定要先請示醫生。因爲拉筋時，有筋縮症的人一定會很痛，在忍受疼痛時，會產生心跳加快，血壓會升高；骨質疏鬆的患者，需慎防骨折、骨裂；體弱者有可能因疼痛而暈厥。

《病例：香港郵差筋縮症》

謝先生，香港的郵差，五十三歲，但看起來卻精神幹練，鼻子筆挺，很洋氣的樣子。

從前他的工作就是在九龍區送郵件，每天揹著四十多磅的郵差袋穿街過巷，單肩斜背，跑五、六個小時，後來他發現自己的腰椎出毛病了，疼痛不止。一九九四年他到醫院做了腰椎間盤突出的手術。術後，公司給他調了工作，他不用外送郵件，改爲坐辦公室。

他仍然經常運動，喜歡爬山，長跑。去年冬天，有一天下午去長跑，跑著跑著，右腿向後倒了一下，當時沒有什麼感覺，當晚睡覺的時候才感覺到痛。從腳底直到大腿，整條腿都痛，痛得睡不著覺。到醫院查，卻什麼也查不著，醫生說他是坐骨神經痛。

這種痛吃藥止不住。坐椅子只能坐高高的酒吧凳，一旦坐矮椅，又痛得鑽心。所以他不能乘大巴士，巴士規定每人都有座位，但他坐不下來，全車都會覺得他異常。他只能改坐地鐵，在地鐵上他選擇站著，沒人覺得他有什麼異常。

這天他一瘸一瘸來到診所。朱大夫叫他嘗試彎腰，他滿臉痛苦向下彎，雙手離地十五英寸，便再也彎不下去。蹲也蹲不下。朱大夫默默點頭，有了初步的診斷。

朱大夫按下列步驟安排：

1、先拉筋十五分鐘，用上輔助帶和沙袋。先借用魔術粘的輔助帶把右腿固定在拉筋凳的立杆上。垂下的那條腿離地太遠了，朱大夫示意助手給謝綁上沙袋，先上一只五磅重的沙袋，腿垂下了一點，還到不了地，過了一會，又加上一個十磅的沙袋，沿著腳跟圍上。

2、臥位拉筋拉透了，再讓他躺到治療床上，叫助手一起，給他進行臥位推扳。

3、然後是躺到治療床上橫向拉筋。

做完之後。讓謝先生站在地上，令他彎腰，下去，下去，再下一點。奇蹟出現了！謝先生雙手竟然可以觸地了。腿部的疼痛大減。他原先不能坐的，現在他坐在診室的沙發上，久久不願起來，他要盡情享受一下「坐」的滋味！

《立位拉筋》

朱增祥的立位拉筋法，是根據西醫的爬門框療法改進過來的，方法如下：

1、隨處找一個門框，雙手上舉扶住兩邊的門框，扶住的力氣適當即可，儘量伸展雙臂。

2、一腳在前，腳成弓步站，另一腳放在後，腿儘量要伸直。身體與門框平行，頭直立，雙目向前平視。

3、以此姿勢站立三分鐘後，再換另一條腿，以先前方法站弓步，也是三分鐘。

4、此法可拉肩胛、肩周圍、背部及其相關的筋腱、韌帶。大家可以用此法自己在家治療**肩頸痛**、**肩周炎**、**背痛**等症。

立位拉筋可治：
・肩頸痛
・肩周炎
・背痛

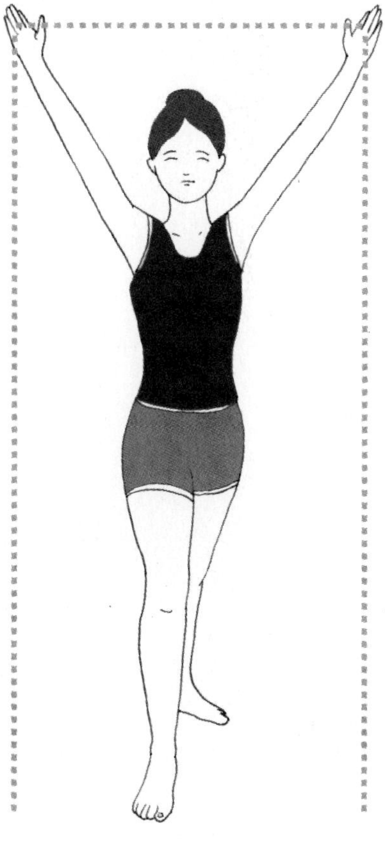

一腳在前，腳成弓步站，另一腳放在後，腿儘量要伸直。
身體與門框平行，頭直立，雙目向前平視。

立位拉筋圖(一)

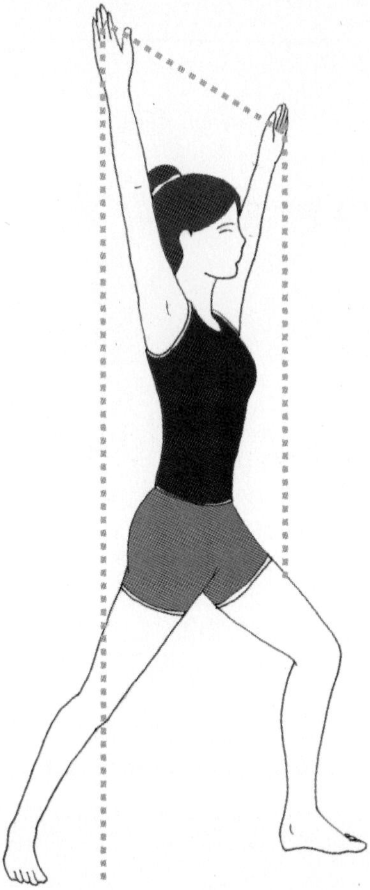

※此法可拉肩胛、肩周圍、背部及其相關的筋腱、韌帶。

立位拉筋圖(二)

專欄❻ 朱增祥年表

時間	經歷
一九四一年二月五日	生於上海北京西路九十四號南山小築。
一九四八年	七歲，第一次隨家人乘船到香港，跟爺爺一起生活，在香港嶺英小學讀書。
一九五〇年	九歲，因經常與爺爺爭執，離開香港，乘火車回到上海。
一九六二年	高中畢業，想考評彈演員，遭到家裡反對，後改念上海衛生局舉辦的「中醫帶徒班」（屬於大專），師傅是上海名醫嚴二陵，主內科及婦兒科。
一九六七年	回應毛主席號召：「要把醫療衛生工作的重點放到農村去。」從「中醫帶徒班」畢業，被分配到安徽農村，一家公社衛生所。
一九七〇年	調入安徽桐城的一家戰備醫院。
一九七二年	調到馬鞍山鋼鐵公司當醫生，同年結婚。
一九七三年	生下兒子。

一九七八年	爸爸獲批准，赴香港與爺爺團聚，定居香港。
一九八〇年	加入爺爺及父親的診所，開傷科門診，專攻中醫外治，打出招牌：針灸、傷科、推拿。
一九八一年	陪同爺爺前往菲律賓，給馬科斯總統診病。
一九八五年	與第一任太太離婚。
一九八八年	赴加拿大定居。
一九八九年	第二次結婚。
一九九一年	因第二任太太患腸癌病逝，一夜白頭。
一九九一年	從加拿大回到香港，繼續行醫。
一九九四年	查出患肝癌，用中醫治療。
一九九五年	爺爺朱鶴皐去世，享年九十五歲。

一九九八年	遇上現任妻子。
一九九九年	香港《蘋果日報》報導朱家四代行醫。
二〇〇〇年	與現任妻子結婚。
二〇〇〇年六月	香港《壹周刊》以《出入港督府的中醫》爲題，詳細報導事跡，名聲遠播至海外。
二〇〇一年	病人過多，操勞過度，全身不適，經查是肝癌晚期。
二〇〇四年	第一代拉筋凳問世。

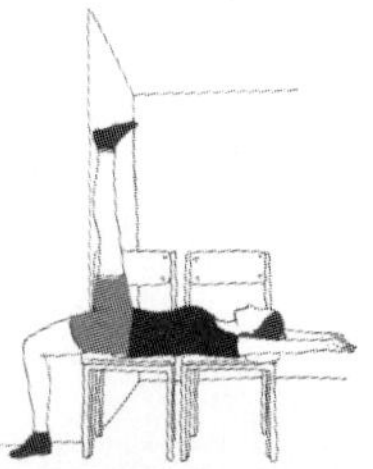

第二章

筋縮與拉筋治療

「筋長一寸，力大千斤！」

「常練筋長三分，不練肉厚一寸。」

「鋤頭能壯筋骨，汗水能治百病。」

「經常曬太陽，筋骨強如鋼。」

「運動強筋骨，吐納肺腑良。」

「久行傷筋，久立傷骨，久坐傷肉，久臥傷氣。」

「老人多搖扇，筋骨更舒展。」

「老筋長，壽命長！」

一、人身上的大筋

朱增祥說，從前他老師告訴過他，每個人身上都有一條大筋，從頸部開始引向背部，經腰、大腿、小腿到腳跟，在解剖學裡沒有提及這條大筋，就像針灸的經絡穴位，西醫解剖無法找到，但當你接受治療時，就體會到這條筋的存在。

人體身上究竟有多少條筋？朱增祥說，兩腿內側，有一條大筋相連；雙手內側至胸部，也有一條大筋；兩條從腳跟至腰部，再往上到脖子兩邊的風池穴，也有大筋。我們請畫家畫了三張圖，請朱增祥確認，他說畫得不錯。

《從腳跟到腰頸部的大筋》

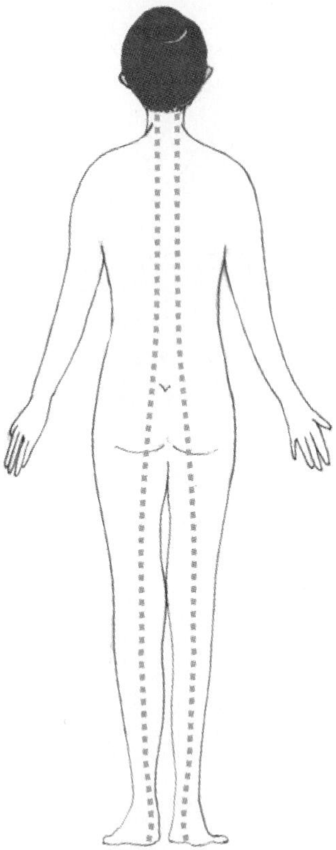

人身上的的大筋
(見虛線，腿部至腰頸)

《雙手至胸部的大筋》

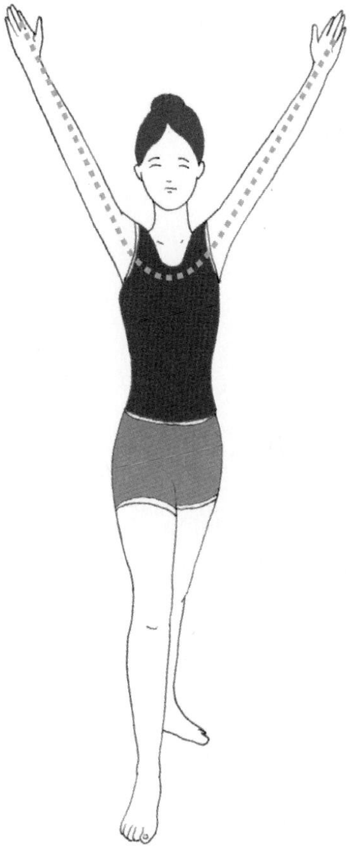

人身上的的大筋
(見虛線．雙手至胸部)

《雙腿至會陰的大筋》

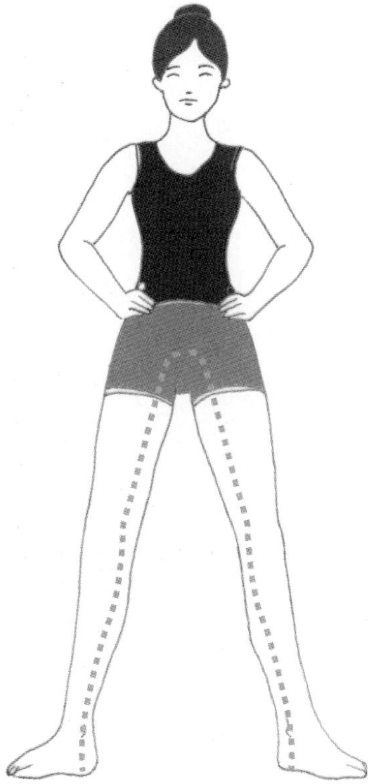

人身上的的大筋
(見虛線．雙腿內側至會陰)

我們在地毯上利用身體的重量壓腿，會明顯地感到雙腿內側拉緊，用手一摸，確實有一條堅實的大筋存在。那天，朱增祥在自己的診所用手法爲病人拉筋——側拉，他叫我們摸摸患者大腿內側的大筋，我摸了一下，患者大腿內側的大筋果然十分地緊。

我們問朱增祥，人體有十二經絡，這與上面所說的大筋一樣嗎？他說不一樣。我又問，在督脈中，有一個叫筋縮的穴位，與上面的大筋或下面即要介紹的筋縮症有關嗎？朱增祥說是兩回事。

二、筋縮及其相關症狀

《人們爲什麽會筋縮》

很多人從來沒聽過筋縮，即便偶爾聽說，也對筋縮沒有什麽認識。筋縮是什麽病？怎樣形成的？有什麽症狀？如何治療？什麽人會得此病？是否老人家才會有筋縮？朱增祥在《錯縮談》中有專門的介紹。

古代文獻將傷筋類分爲：筋斷、筋走、筋弛、筋強、筋攣、筋翻、筋萎及筋縮等，筋縮屬於其中之一。對於這些病症，臨床記錄不多，中外醫學書籍也很難找到詳細論述，老師傳授時往往只能意會。朱增祥經四十多年的臨床實踐的探索、研究，對此已有深刻認識，但他謙虛地說，不是完全瞭解。

何謂筋縮？在朱增祥看來，要清楚筋縮，先要瞭解筋的意思。

筋，是中醫的舊稱，西醫統稱爲肌腱、韌帶、腱膜等；縮，有收縮和痙攣的意思。簡單來說，筋縮就是筋的縮短，因此導致活動功能受到限制。當筋受傷後，會產生反射性的收縮和痙攣；長期固定坐姿並缺少拉筋的鍛煉，也會造成筋的收縮，使筋日漸縮短；有些人天生某條筋很緊，不能正常彎腰，這也是筋縮。

在古代，大多數人都以步行爲主，較少筋縮。但少數的富貴人家常坐轎子，四肢不勤，時間一長，就會導致筋腱日漸縮短；或者當筋受傷後，產生反射性收縮和疼痛痙攣，使功能受限制。男主人還沒到五十歲，就要用拐杖，而家傭六七十歲，也不必用手杖，這就是要人服侍與服侍別人的分別，或者叫「勞心者筋縮，勞力者筋健」。當然，不恰當的運動，或過度運動也會導致筋縮。

現代科技的進步，使我們生活日漸舒適，卻令現代人的運動量劇減。在過去的年代，電梯、手扶梯並不普遍，人人必須靠自己的雙腿上下樓梯，並借此得到鍛煉的機會。現在無論是上下多少層——哪怕僅一層樓，大多數人也要使用電梯或手扶梯；即便有時走平路也會利用電動人行道，使得運動量大大的減少；過去人們都是走路或騎自行車，現代人則乘公共汽車或自己開車……體力勞動大大減少。

過去，筋縮多數只會發生在老年人身上，青少年很少會發生，現代人從小讀書，可以說是從小坐到老，坐著的機會大大增加。最近十幾年，電腦日漸普及，小孩子年紀小小就開始玩電動，再長大些就玩開始電腦，而利用電腦工作或上網的就更多了。坐的時間長了，姿勢又不正確，父母也不會教他們正確的坐姿，很多人年紀小小就患有筋縮。而且不但坐姿不當，電腦的擺放位置又不適當，電腦桌下又沒有足夠的空間讓雙腳伸展活動，背腿的筋肌漸漸收縮，日子久了，便會造成一條或兩條腿的筋縮。

其實，不只是電腦使用者容易患上筋縮病，計程車司機同樣是高危險的族群，因爲他們整天屈膝坐在狹小的車廂內，筋骨難以伸展，背腿的筋肌就會容易日漸收縮，造成一條或兩條腿的筋縮。另外，那些長期坐著的上班族，尤其是大老闆們，連一杯水都要職員送到手上，雖然他們平時會打高爾夫球、網球、或游泳等愛好，但久坐，少拉筋或不拉筋，筋縮的可能性便會大大增加。

有些愛好運動的人不明白，問朱增祥：「我幾十年來，每天經常會去打球、爬山、游泳，爲什麼還會有筋縮？」

這是個好問題。朱增祥說。「首先，你在做運動前，有否先做熱身運動？你是怎樣做熱身運動的？你是否認真地做過拉筋舒展運動？大部分人都不怎麼做熱身運動，只是隨便的動動手腳，轉轉腰背，鬆鬆頸肩，揮揮手臂，幾分鐘了事——其實這已經算不錯了。老實說，很多人根本完全沒有做熱身運動。他們也不會像運動員那樣，在比賽前早已做好一切必須的全身關節、肌肉、筋腱等熱身運動，到了運動場只是再動一動而已。

朱增祥說，年輕人或成年人即使有筋縮，生活上暫時都沒有太大影響，當他們感到腰、背痛時，也不會想到是因爲筋縮的緣故，其實這正是筋縮的先兆，只是他們根本不認識這種病症。

朱增祥提醒：如果有數年打電腦姿勢不當的歷史，例如，電腦螢幕是放在右或左旁的側位，因坐姿不正確，加上每天坐的時間太長，便會造成一條或兩條腿的筋縮。長期的筋縮也可以引致腰痛、背痛、腿痛及麻痹，或者感覺腳好像短了，有長短腿的感覺！有時也會導致腳跟的筋有放射性的牽引痛，步法開展不大，只能細步地行走。

有的筋縮症患者，髖關節的韌帶被拉緊，大腿不能抬舉，亦不能橫展，髖關節活動受到不同程度限制。這些人的站立姿勢很特別，跟常人不一樣，屈膝、屈髖、胸部微微向前傾，臀部則微微向後，不能站直，多數是小步行走，步法無法開展。朱增祥說，前韓國總統金大中先生就是典型的一例。朱增祥用腰椎臥位推扳手法醫治時，他會感到患者的腿很沈重，腰硬得像木板，不能扳動。另外，此類患者也不能將腿伸直抬高到九十度角。

專欄 7 — 醫出了兩段情緣

身爲醫生，朱增祥的兩段愛情均與醫病相關，可以說是因醫結緣。

第一次婚姻處於「文革」非常時期，有點盲婚啞嫁的味道。「文革」結束，兩人分居，十年後離異。一九八七年，朱增祥在香港結識了一位來治肩周炎的病人薛仁梅，不久，兩人相戀。誰料一九八九年薛仁梅患上腸癌，到加拿大進行手術。朱增祥爲了陪伴她，也前往加拿大温哥華。薛仁梅手術後八個月，癌細胞擴散，醫生說她只有三個星期的命。朱增祥硬是不信，他把她拖出醫院，打電話向爺爺索要藥方，每天給她吃野山參、紫河車、北芪、黨參。在中藥和愛情的滋養下，薛仁梅竟然支撐了一年半。在最後一段日子裡，他們一起到過美國各州旅遊，醫生見到薛仁梅，難以置信一個早被判處「死刑」的病人，能活這麼久。

薛仁梅去世後，朱增祥一夜白頭。一九九八年，遇上了現任妻子黃毓華。黃毓華原來是馬來西亞華僑，到香港工作，懂多種方言。大概是受了家庭影響，她自幼只看西醫，不大相信中醫。誰知有一次去旅行，回來之後，膝蓋無緣無故地腫起來，看過很多名醫也不見效果，到後來連坐著打麻將都不行。這時有人給她介紹了朱增祥，朱增祥斷定她是膝蓋移位，看了幾次就好了。

「這是我平生遇到的最好的醫生！」她這樣評價朱增祥。就這樣，他們相識相惜進而相戀。

朱增祥太太黃毓華，賢惠、豁達、通情達理、美麗、富於同情心，温、良、恭、儉、讓集於一身的女性，她是朱醫生的保健醫生、特別護士，生活上對朱醫生照顧得無微不至，工作上又是好助手，有關朱醫生著作的出版，都跟朱太太的協助有關。

《筋縮可能帶來的十五種症狀》

朱增祥根據多年的臨床經驗總結，筋縮可能帶來下列十五種症狀：

1、頸部會覺得又緊又痛。

2、腰僵直會痛。

3、不能彎腰。

4、背部又緊又痛。

5、腿痛及麻痹。

6、不能蹲下。

7、長短腿。

8、腳跟的筋有放射性的牽引痛。

9、沒辦法大步走，只能小碎步行走。

10、髖關節的韌帶有拉緊的感覺。

11、大腿既不能抬舉亦不能橫向開展。

12、轉身不靈活。

13、肌肉收縮／萎縮。

14、手不能伸屈（手筋縮短）。

15、手、腳、肘、膝部位活動不順暢。

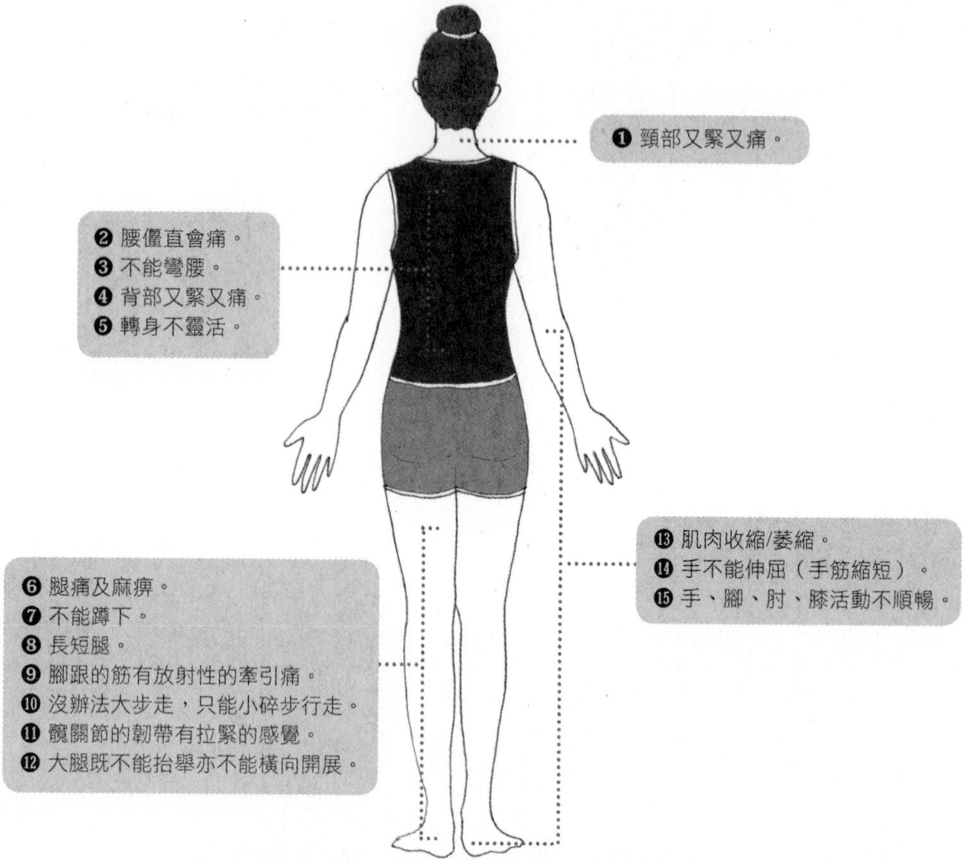
❶ 頸部又緊又痛。
❷ 腰僵直會痛。
❸ 不能彎腰。
❹ 背部又緊又痛。
❺ 轉身不靈活。
❻ 腿痛及麻痹。
❼ 不能蹲下。
❽ 長短腿。
❾ 腳跟的筋有放射性的牽引痛。
❿ 沒辦法大步走，只能小碎步行走。
⓫ 髖關節的韌帶有拉緊的感覺。
⓬ 大腿既不能抬舉亦不能橫向開展。
⓭ 肌肉收縮/萎縮。
⓮ 手不能伸屈（手筋縮短）。
⓯ 手、腳、肘、膝活動不順暢。

筋縮可能帶來的十五種症狀

《圖解八種生活中的筋縮場景》

圖解❶ 筋縮可能帶來的症狀：不能抬腿

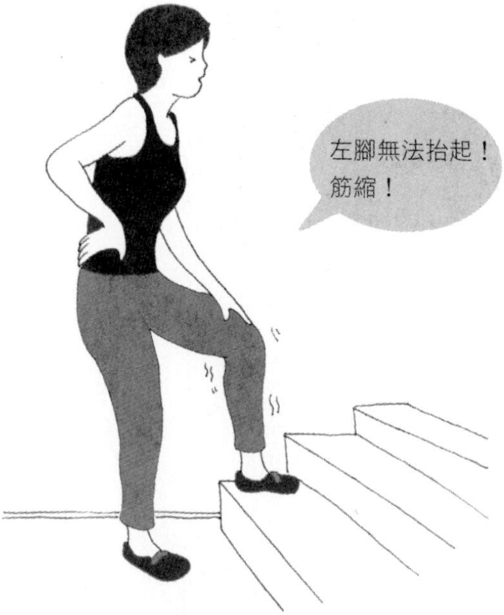

圖解❶ 筋縮可能帶來的症狀：不能抬腿

筋縮可能帶來的症狀之一，是不能抬腿。在我們日常生活中，抬腿的動作是無所不在，比如爬樓梯，有的筋縮症患者，僅僅因爲不能抬腿，便不能爬樓梯，嚴重影響了個人的生活品質。有時候我們去旅遊，通往美景和古蹟的路常常是崎嶇不平的，如果因為不能抬腿，就可能錯過，只能扼腕歎息——扼腿歎息。有的人喜歡踢足球，如果不能抬腿，只能與足球告別了。

圖解❷ 筋縮可能帶來的症狀：不能蹲下

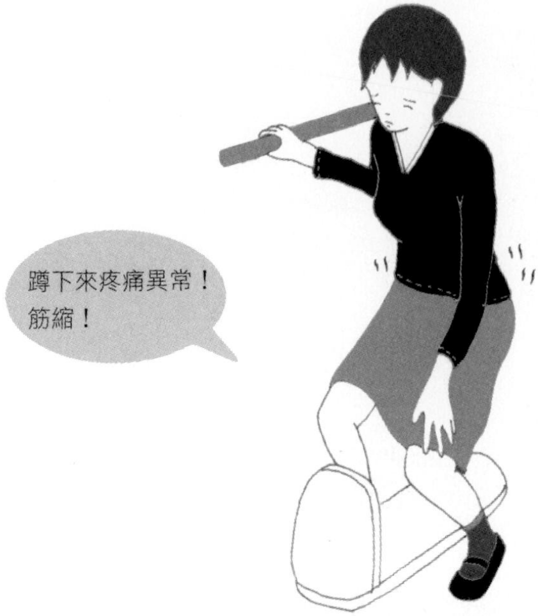

圖解❷ 筋縮可能帶來的症狀：不能蹲下

下蹲或蹲下，也是人們日常生活中最常見的動作之一。過去，無論家用廁所還是公共廁所，幾乎沒有座廁，全是蹲廁（用馬桶的家庭例外），這對筋縮症患者帶來極大的不便。許多人勉強能蹲下去，但必須借助扶手才能蹲下和站起來。也有人在市場上購買「方便凳」，加在蹲廁上方便。「方便凳」像座廁墊一樣，中間有個大孔，架在蹲廁上方，即可像座廁一樣方便。從前不能下蹲的往往是老人，現在許多中青年也不能下蹲，這是現代生活方式導致筋縮症年輕化的惡果。

圖解❸ 筋縮可能帶來的症狀：無法彎腰

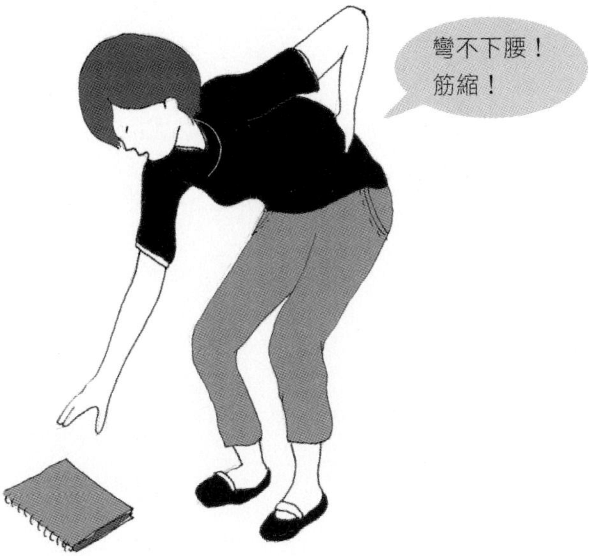

圖解❸　筋縮可能帶來的症狀：無法彎腰

彎腰也是人們生活中的常見動作之一。筋縮症患者常常感覺腰背疼痛，東西掉到地上，想撿起來，卻因不能彎腰，撿不了，疼痛不已。此症患者白領或老闆較多，長期運動和從事體力勞動的人較少。

圖解❹ 筋縮可能帶來的症狀：小碎步行走

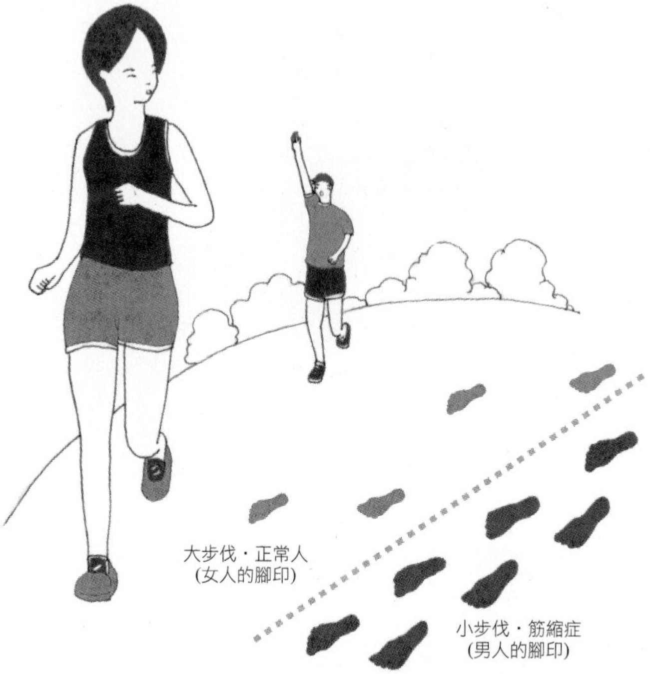
大步伐・正常人
(女人的腳印)
小步伐・筋縮症
(男人的腳印)

圖解❹ 筋縮可能帶來的症狀：小碎步行走

在日常生活中，許多人走不快，可能是因筋縮導致步伐邁開不大，只能小步行走。這種症狀年輕人也有，但老人最多。經過臥位拉筋，步伐會明顯加大，走路速度也會快起來。如果你不參加比賽，走不快不要緊，但碰到緊急事件，你走不快就很危險。

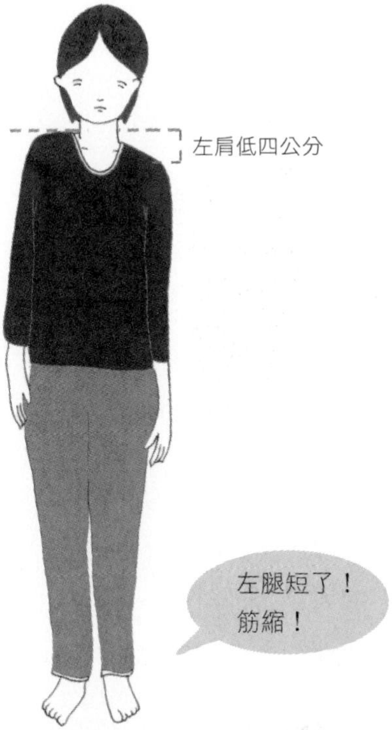

圖解❺　筋縮可能帶來的症狀：長短腿

到朱增祥診室看病的人，有一拐一拐地走進來的。這些人過去走路很正常，後來因患筋縮症，導致雙腿一長一短，走起路來極不協調，像個瘸子，很不雅觀。

圖解❻ 筋縮可能帶來的症狀：手不能伸屈自如

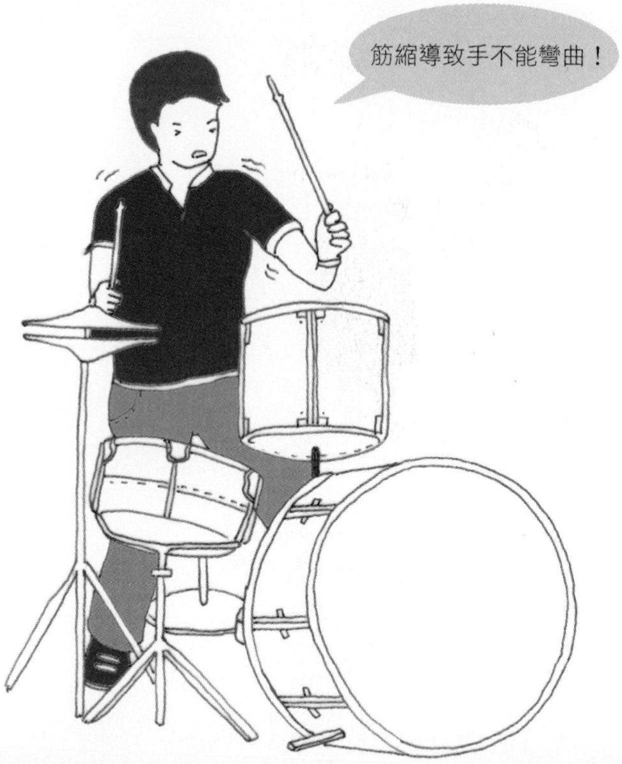

圖解❻ 筋縮可能帶來的症狀：手不能伸屈

手不能伸屈，也是患筋縮症的重要特徵之一。如果是體力勞動者，手不能伸屈，就等於喪失勞動力。即便是上班族，手不能伸屈自如，在滑鼠的使用上也極不方便。

圖解❼ 筋縮可能帶來的症狀：腿不能橫跨

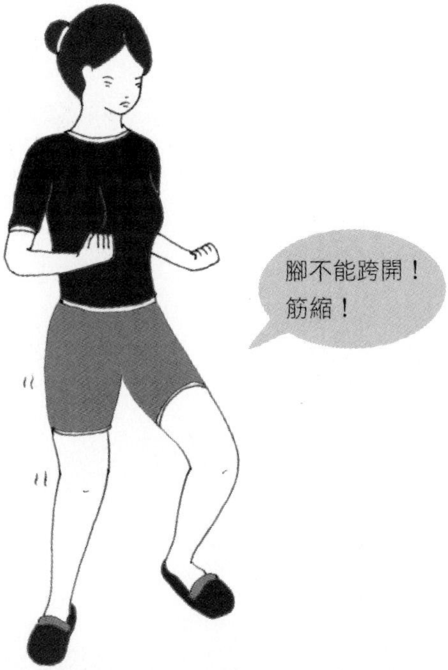

圖解❼　筋縮可能帶來的症狀：腿不能橫跨

學武之人，站馬步是基本功，有高馬、中馬和低馬之分。有的筋縮症患者，腿不能橫跨，很難想像他們能學武術。過去從事農事工作的，有時要清理小溝渠，以便農田的排灌，雙腳需分立在溝渠兩邊工作，如果你因筋縮而不能橫跨，這工作你就無法做了。

圖解❽ 筋縮可能帶來的症狀：轉身不靈活

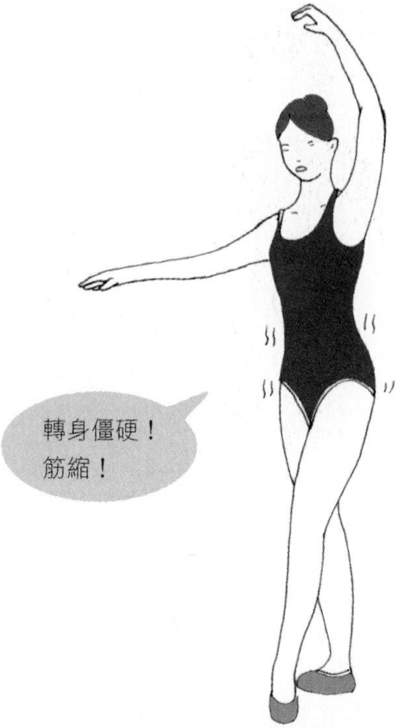

圖解❽ 筋縮可能帶來的症狀：轉身不靈活

機械化、數位化的工作方式，使人們失去體力勞動的機會。長期坐辦公室，用電腦，享受空調，會使人失去健康，導致筋縮，令身體僵硬，轉身不靈活等等。

三、筋長一寸、壽延十年

《傳統文化中的筋、宗筋和經筋》

「筋」

早在《易經》中，就有「筋」一詞，《易・繫辭》說：「筋乃人身之經絡，骨節之外，肌肉之內，四肢百骸，無處非筋，無處非絡，聯絡周身，通行血脈而爲精神之外輔。」由此可見，最初的「筋」是指廣泛分佈於身體各部分的經絡。

《黃帝內經》分「靈樞」和「素問」兩大部分。其中《靈樞・經脈》說：「骨為幹，脈爲營，筋爲剛，肉爲牆，皮膚堅而毛髮長。」把筋歸於「五體」之一，是構成人體的重要組成部分。東漢許慎的《說文解字》，也從字面上對筋進行解釋：「肉之力也。從月從力，所以明其義也。從竹者，以竹之爲物多節，所以明其形也。」

筋有竹字頭，說來蹊蹺，朱增祥與竹字有淵源，算命先生曾對他說：「你是竹節命。怎麼說？一段極好，一段極差，好壞好壞，梅花間竹地輪著來。」厄運使朱增祥發明了拉筋凳（筋字帶竹字頭），可謂否極泰來。

「宗筋」

《黃帝內經》不僅有「筋」，還有「宗筋」。宗筋有狹義和廣義之分，狹義者爲前陰之代稱，廣義者指諸筋所聚之處。《素問・厥論篇》說：「前陰者，宗筋之所聚，太陰陽明之所合也。」這算是狹義的宗筋。而《素問・痿論篇》則說：「陽明者，五臟六腑之海，主潤宗筋，宗筋主束骨而利機關也。」以說是廣義的宗筋。

肝與筋有密切關係，《素問・五臟生成篇》說：「肝之合筋也，其榮爪也。」頭面軀肢病徵狀態，通過經筋網路彙集於指端的爪甲。臟腑榮枯，氣血盛衰，皆可由經筋的傳導引起指甲的變化。因此，有「爪為筋之餘」一說，雖然其在解剖學裡不能與「筋」完全等同，但在功能上與筋具有同一性。可以歸屬於中醫學「筋」的範疇，其發生病變時，可以考慮從筋論治。

「經筋」

《黃帝內經》中的《靈樞・經筋》，專門介紹人體十二經筋，如：「足太陽之筋，起於足小趾，上結於踝，邪上結於膝……。」

中醫有十二經脈和十二經筋之說。十二經脈與十二經筋在體表的循行部位，基本上是一致的，但其循行走向，卻很不相同。十二經脈是聯繫臟腑的，可以深入臟腑內部；而經筋一般在軀體的淺表分佈，起於四肢末端，走向頭身，多結聚於關節和骨骼附近。

專欄❽—十二經筋

十二經筋是附屬於十二經脈的筋肉系統，形式上類似於十二經脈，但本質上，經筋與經脈之間存在明顯的差別，由於形成兩者概念的基礎不同，經筋重點在「筋」，而非在「脈」，因而在功能上與經脈幾乎完全不同。《靈樞・經脈》中所謂「脈為營，筋為剛」說明了兩者的根本區別。經脈理論以迴圈流注運行血氣、聯絡臟腑為主，而經筋理論則是說明機體的部分組織構成。通常所稱的「筋」，僅是指解剖學上單一的形態，而所謂的「筋肉系統」則是概括了若干單一形態的筋肉，由於經筋受經脈與絡脈氣血的濡養，並受十二經脈的調節，因此在生理功能上兩者有著密切的聯繫。《靈樞．經筋》是我國現存最早的系統論述經筋的專著，詳細記載了十二經筋的循行、病候和治療。探討分析十二經筋理論，有助於對經絡的進一步研究，對針灸臨床也有著重要的指導意義。

一、生理功能

1、連綴百骸，維絡周身

十二經筋縱橫交錯，結聚散絡，廣泛分佈於四肢、頭面、軀幹等全身各部，維繫聯絡各組織器官，使人體成為一個有機整體。《素問．五臟生成》曰：「諸筋者皆屬於節。」十二經筋在全身各關節部位結聚，從而使周身百骸相互聯結，或支撐人體的坐立行走，或相互協同以產生運動。

2、約束骨骼，主司關節運動

《素問．痿論》謂：「宗筋主束骨而利機關也。」經筋附著、連屬於骨骼，結聚於關節，通過對骨骼的約束和連綴，使整個軀體得以保持一定的形態和位置。

3、固護體表，抵禦外邪

《靈樞．經脈》曰：「筋為剛，肉為牆。」人體筋肉組織以其剛勁柔韌之性充實於體表與四肢，形成抗禦外邪和保護機體各組織器官及臟腑經絡的外周組織體系。

4、維絡器官，固定七孔

十二經筋不僅連綴百骸，還分佈於眼、耳、口、鼻、舌、陰器等部位，對這些器官功能活動有著維繫作用。

二、病候特點

《靈樞・經筋》說：「經筋之病，寒則反折筋急，熱則弛縱不收，陰痿不用，陽急則反折，陰急則俯不伸。」《素問・生氣通天論》說：「濕熱不攘，大筋軟短，小筋弛長，軟短為拘，弛長為痿。」這就是十二經筋病候的主要特點，也決定了經筋病候的病理變化不外乎筋急與筋縱兩個方面。

資料來源：《十二經筋理論探析》（文獻）

《為什麼盤腿而坐的百歲老人多》

到網上搜索一下，我們會發現一個奇怪的現象，許多百歲老人，都是喜歡盤腿而坐的。二〇〇九年四月十六日，我用「百歲老人盤腿坐」檢索，找到相關網頁四一九篇，列出部分超過百歲老人的例子。

1、「你瞧，一聽有客人，老媽就興奮。」馬大姐急忙起身，記者緊隨而入，一位鶴髮童顏的老人（一〇三歲老人肖玉茹）盤腿坐在床上，正悠然自得地撓癢癢，一件深紅色的絲絨上衣，裡面套一件時髦的花邊襯衣，見到記者，笑咪咪地招手，「俺孩兒坐，俺孩兒坐……」

2、百歲老人代喜增**為**青山披綠六十年，**為**大地奉獻半個多世紀的事蹟通過新聞媒體的宣傳……腰桿挺直的代喜增老人盤腿坐在熱炕上，雖然眼睛略顯渾濁，可是眼神裡卻充盈著幸福和滿足……

3、晨報訊（記者陸瑤）兩天前，大連市第三人民醫院來了一位一〇一歲老人要做白內障手術，手術前例行檢查時，老太太的心電圖檢測結果讓檢測醫生瞠目結舌：這位一〇一歲的老太太居然擁有一顆四十歲的心臟！

昨日，在三院住院部病房裡，一〇一歲的徐振榮盤腿坐在病床上，一隻眼睛蒙著紗布，腰板挺得溜直，朗聲招呼記者坐下……

4、為了給百歲老人們做精細的檢查，二五四醫院專門成立了一支由多名醫學專家組成的「醫療專家組」……醫護人員走進張樹模奶奶家時，這位正盤腿坐在床上的一〇九歲的「老壽星」笑著招呼大家：「我都等你們半天啦！」

5、沖繩人擁有超乎尋常的健康和柔韌性，即使是一百歲的老人，也可以盤腿坐在地板上很長時間……

6、正午的驕陽，溫度升到了四十度左右。百歲老人（一一二歲）買合托木汗恬靜地盤腿坐在後院的葡萄架下，神情怡然，面容平和，閉目乘涼……

7、十月十四日，記者在盧勝子大女兒王景子家中見到了這位老壽星。老人盤腿坐在炕上窗戶邊，穿著乾淨的小棉襖，被褥鋪得整整齊齊。「老太太雖然已經一〇三歲了，但仍行動自如，走路不用人扶也不用拐杖，思維清晰，說話清楚，一點也不用操心，就是聽力稍差。」提到老母親，今年七七歲的王景子不無自豪地說……

8、已過百歲的劉桂芬老人盤腿坐在床上，笑著向記者擺擺手打招呼。老人銀白的頭髮在腦後整齊地綰了個髻，看上去神清氣爽。看著記者一臉的詫異，吐字還很清晰的老人解釋起她的特殊家庭史……

9、張奶奶今年一一〇歲，精神矍鑠，是目前本市最長壽的老人。記者來到張奶奶家時，老人正盤腿坐在床上，一頭齊耳的銀髮別在耳後，容光煥發。她的手柔柔的、暖暖的，面容十分慈祥。雖然已是一一〇歲高齡，但老人除有視力障礙外，沒有其他毛病，思維敏捷。家人介紹說，張奶奶非常喜歡熱鬧，每天都樂呵呵的，只要有人來看望她，她總是高興得合不攏嘴……

10、來到太原鐵匠巷宿舍百歲老人熊又新老奶奶家裡時，慈祥的老人正盤腿坐在床上……出生於一九〇四年的熊奶奶說：我這輩子不識字，可是一直過得很幸福。老頭子一九四八年就去世了，五個兒子兩個女兒，個個都特別孝順……

上面那些喜歡盤腿而坐的百歲老人，都是普通老百姓。在文化人中，喜歡盤腿而坐的長壽老人也有不少，下面介紹兩位，一位是中國人，一位是日本人，都還健在。

中國這一位是香港大學的饒宗頤。一九一七年八月九日生於廣東潮安，今年九十二歲，是中國當代著名的歷史學家、考古學家、文學家、經學家、教育家和書畫家，是集學術、藝術於一身的大學者，又是傑出的翻譯家。早聽說饒宗頤經常盤腿而坐，我上網搜索，果然找到相關細節：

本報訊（許昌晨報）「饒大師為何要這樣坐呀？」三月三十日，本報對國學大師饒宗頤被聘爲禹州大宋官窯榮昌鈞瓷坊文化顧問一事進行了報導。不少市民看到照片中饒大師盤腿而坐且聊底朝上的坐姿，感覺不可思議，紛紛致電本報想弄個明白。記者通過調閱相關資料和對禹州大宋官窯榮昌鈞瓷坊董事長苗峰偉進行採訪，才明白此坐法既是饒大師練就了幾十年的功底，也是他的養生之道。

當天，記者瀏覽網頁時發現，饒大師這種奇怪的坐姿已持續了幾十年，雙腳盤在大腿上，腳心向上。在會見朋友和客人時，饒大師還會時不時地表演一番，不少人為之驚歎。

「當天饒大師就這樣坐了半個多小時，要不是起身給我他的新著作，恐怕還會這樣坐下去。」苗峰偉說，三月二十六日，在香港饒大師的家中，見到白髮、白眉、九十二歲高齡的饒大師氣色紅潤，像個小孩兒一樣的他已經令人很吃驚，沒想到，在談話時，饒大師竟輕而易舉地把雙腳盤在了大腿上，還腳心向上，上身坐得筆直。

「談話時我還擔心饒公是否會扭了腿腳。」他卻笑著說：「沒問題，我已經有六七十年的功夫了。」苗峰偉說，通過與饒大師交談，他瞭解到，饒大師從小信佛，並練了一身氣功，從二十多歲開始就每天打坐，這也是他的養生之道。二十多歲在印度時，他這種獨特的坐法就讓當地人吃驚了。

第二個喜歡盤腿而坐的百歲文人，是日本的鬆原泰道，一九〇七年出生，今年恰好是一〇二歲。鬆原泰道從六十五歲開始寫作，已經出版了上百部著作。他每天晚上八點睡覺，第二天凌晨三點起床，起床後對著佛像，盤腿念經一個小時——現在腿盤得不標準了，要坐著一張小凳子讓腿放得舒服一點。他說，普通人即便不念經，學著坐禪也很好，坐禪可以加深思維，把自己的感覺磨得「很尖很尖」，敏銳地感受到大自然的聲息。

爲什麼喜歡盤腿而坐的百歲老人多？

因爲經常練習盤腿，可以改善腿部、踝部、髖部的柔韌性，使兩腿、兩髖變得柔軟，有利於預防和治療關節痛。實際上，這是將整個下半身的筋拉鬆了，這就是拉筋！另外，久練盤腿，可以放慢下半身的血液迴圈，等於增加了上半身的血液迴圈，特別是胸腔和腦部的血液迴圈。這個姿勢還能使呼吸系統不受阻礙，讓人的呼吸順暢起來。

美國哈佛大學醫學院，每年有近萬名患有各種疾病的人就診，醫生除了給病人用藥外，還經常教他們如何盤腿打坐，以消除精神上的壓力、增強體質。在日本，許多地方興起做「一日尼姑」的健身潮流，女性健身者到一家寺廟盤腿打坐，齋戒清心，不僅可以消除壓力和煩惱，還可以鍛煉身體。

盤腿而坐，可以說是一種坐位拉筋。無論是佛家，還是道家，都倡導這種坐位拉筋方式。這是一種安全的、經過數千年實踐檢驗的坐位拉筋法。

《筋縮是衰老的原因和結果》

筋縮是人體衰老的原因，也是人體衰老的結果。換句話說，筋縮可以導致衰老，衰老也可以導致筋縮，衰老與筋縮互爲因果。

人老了，有什麼特徵？眼花，耳聾，腰駝，背弓，腿僵，渾身沒勁。相反，你看見一個高齡老人，眼不花，耳不聾，腰不駝，背不弓，腿腳靈活，渾身輕鬆，你一定會相信他還能活很長時間。從中醫角度看，衰老與精氣虛衰，氣血失常有關。而十二經筋，不僅連綴百骸，還分佈於眼、耳、口、鼻、舌、陰器等部位，對這些器官功能活動有著維繫作用。所謂「骨正筋柔，氣血自流」，自然會讓人的五官等減緩衰老。

人爲什麼會衰老，西方有許多理論說明。如果將人體的筋，當成一種間質纖維，那麼，西醫有關「間質纖維衰老說」可以作爲參考：纖維，在老人的機體中，形成纖維細胞的氧供應不足，影響到需氧的脯氨酸羥化過程，因而造成老人的膠原組成成分脯氨酸含量低下，膠原纖維形成不良，不但膠原纖維數目減少，而且韌性差，溶解度低；彈力纖維合成減少，更新遲緩，存留者逐漸老化。老年人的一些主要臟器，如肝、腎等細胞衰老萎縮、消失，器官因之縮小變形，其支撐承托的網狀纖維失去支撐承托的內容，並受張力的影響發生合併，黏著、膠原化，使萎縮的器官質地變硬。

而在中國，許多俗語也能說明衰老的本質和次序。比如，人老腿先衰。人老了，雙腿往往會彎曲、僵硬，行動不便，這說明衰老的次序是從腿開始的。我們腿上的筋腱，生在皮膚之內，肌肉之間，骨骼之外，有連接肌肉和骨骼的作用。古人有言：「竹從葉上枯，人從腳上老，天天千步走，藥鋪不用找。」說明人要想健康長壽，必須勤於動腿動腳，要經常活動，使腿腳的經絡暢通，經筋舒展。

北京市科學健身講師團秘書長趙之心說得好：有句老話叫「老筋太短，壽命難長」，一語概括了筋對人體健康的重要性。筋其實就是指人體的柔韌性，如果人體的柔韌性很差，那麼與之相對應的，人的關節、血管、肌肉、韌帶、骨骼等狀況也不好，人又怎麼能健康呢？

南懷瑾老先生在關於太極拳與道功論述中，也提到筋長與壽命的關係：

太極拳主要的重點，還有腰的運動，即注重身體下半截的生命力，道家講任督兩脈是人體的主要生命線，尤以督脈為陽，自後腦腦下垂體區延伸，到下頸項部位，開始分支散為兩支經脈於脊椎兩側，至腰下尾閭又合而為一，至會陰復再分支，行於兩足，下達足底，故練拳的人，久久練至兩腿足筋越練越柔，則自然長壽，一般人年紀越老，因體內石灰質增加，膠質減少，經絡萎縮，兩腿愈來愈蜷縮，走路老態龍鍾，連頭頸都沒有彈性，倦態畢露。練拳的人，則鍛煉筋骨，使之柔韌，隱伏有病痛的部位，亦可由麻木而漸知酸痛，而漸復正常。練拳打坐能知覺腰酸背痛，亦是好現象的開始，以後即恢復自然，萎縮的筋脈亦拉長，每拉長一分，即有年輕一歲左右之妙用，當然這是假說的數位。

筋長一寸，壽延十年，也是一種假設的數位，是用來說明「筋長」與「壽命」的緊密關係。其實在中國民間，有許多俗語，也能說明「筋長」與「健康」和「壽命」的緊密關係：

「筋長一寸，力大千斤！」

「常練筋長三分，不練肉厚一寸。」

「鋤頭能壯筋骨，汗水能治百病。」

「經常曬太陽，筋骨強如鋼。」

「運動強筋骨，吐納肺腑良。」

「久行傷筋，久立傷骨，久坐傷肉，久臥傷氣。」

「老人多搖扇，筋骨更舒展。」

「老筋長，壽命長！」

《防治筋縮症的最好辦法——拉筋》

老人筋縮，基本上是一種自然的衰老現象，但現在許多人年紀輕輕，就已經筋縮了。對於筋縮症，中醫目前唯一的治療方法就是拉筋。雖然服中藥、針灸、推拿等也有幫助，卻不能解決根本問題。

在替患者拉筋的過程中，一般醫師認爲，當患者有輕微拉緊的感覺時，便要立即停止增加幅度，以免拉傷筋肌。但朱增祥卻認爲，就是因爲這筋縮了，所以不易拉開，愈是緊愈要拉開，不然它就愈縮愈緊，而當筋被拉過痛點後，自然就會鬆多了。這當然要由有豐富經驗的醫者施行，絕不是不顧一切拼命地拉筋！當筋拉鬆後，它會反彈，然後又收縮了，所以必須勤加練習。

部分病人回家後疼痛加劇，要看西醫服止痛藥、打止痛針，有些人甚至住院，但幾天後，痛楚又減輕了，這都是筋太緊的反應。朱增祥主張慢慢增加拉筋的時間和角度，千萬不要放棄。很多病人經拉筋後，步履輕快了，腰酸背痛亦減輕、舒緩，甚至消失，這是因爲他們回家後堅持每天拉筋。

沒病痛的人想避免筋縮，亦可以每天勤做拉筋運動。只要平日堅持拉筋，全身會感覺輕鬆多了。

四、拉筋治療的三個病例

《病例：一位眼科醫生的筋縮》

退休醫生楊雲，原是北京積水潭醫院眼科主任醫師。因爲關節炎和腰腿痛，數月以來，他吃過許多中西藥，貼過多種治療關節炎、腰腿痛的膏藥，均無濟於事。在陷於極度苦惱和灰心喪氣之際，他的同學、香港名中醫同時也是西醫的查良鎰大夫介紹了朱增祥的《錯縮談》。

他仔細地閱讀——其中有查大夫及其家人親身感受的良好療效，他知道老同學的介紹不會錯。但是，他又想，每個人的情況不同，也許對人家有效的方法和藥物，對他就未必能行，這是他幾個月來吃藥和接受各種治療得出的結論。

若是按西醫的方法做手術，最後一招就是換關節了，他已經七十多歲了，很有可能癱在病床上。他是醫生，資訊比較靈，聽到許多做人工膝關節後的效果好的有，但壞的也不少。他的一位朋友做完兩年，現在還沒上班，這種惡性資訊，打消了他做手術的念頭。可是他總不能坐等厄運降臨吧？

他帶著試試看的想法，接受了朱增祥的鍛煉方法——拉筋。自那年的三月開始，他每天認真做。最初很困難，因爲拉筋真的很痛，而且還拉不到位，一兩分鐘就堅持不下去了。但是後來他咬緊牙，再努力，剛開始兩分鐘，過幾天是三分鐘、四分鐘……七分鐘。就這樣逐漸增加，大約經三個月的過程，他才能達到每個動作十分鐘。拉筋期間，他還不斷得到朱增祥的指導和鼓勵。

從實踐中，楊雲親身體驗了拉筋的效果，而且他從鍛煉開始就停止了一切藥物治療。他的腿最初只能走小碎步，膝關節只要遇冷就僵硬，在春天的冷空氣裡都站不穩，只要有人輕輕一碰就會跌倒，已經摔過幾次了，自己連站立十分鐘也堅持不住。拉筋之後則不同，熟悉他過去病情的人，都說他的腿真是好多了，走路已看不出異常。他現在堅持每天鍛煉，已成習慣，並且離不開拉筋了。後來查良鎰去看他，發現病情確實好轉了，這就進一步堅定了他每天拉筋的信心。

《病例：七十五歲老人的筋縮》

香港老人何杜蘅，七十五歲，有劇烈的腰腿痛，有位醫生介紹她來找朱增祥，朱增祥診斷爲筋縮，並教她拉筋，結果明顯減輕痛楚，於是她寫了一封信表示感謝，收錄在朱增祥的《錯縮談》中，現抄錄如下：

．原來是筋縮

本人女性，七十五歲，患先天性腰四、五滑椎多年，偶爾腰痛。二〇〇二年，一次暈眩跌倒，照頭顱MRI〈核磁共振〉發現腦膜增厚，須接受腰椎穿刺檢查，之後出現劇烈腰腿痛。雖經多次物理治療和腰部牽引，亦未有成效，要服用止痛藥才可減輕痛楚。

後經查醫生介紹到朱醫生處診治，認爲腰痛是筋縮導致，並教以抬腿拉筋方法，自此病情得以逐漸好轉，疼痛減輕，服藥量亦顯著減少。

多謝朱醫生治我頑疾，非常感激，並希望與我類似病人，能採用拉筋方法治病，以解痛楚。

何杜蘅

《病例：教授是腰椎間盤突出還是筋縮》

查良鎮，北京清華大學教授。二〇〇五年十月的某一天，在沒有任何外傷的情況下，他受到嚴重的腰腿痛的折磨。他的主要症狀是：站立和行走時，腰部和右腿坐骨神經痛，一直向下延伸，堅持不了幾分鐘就要坐下來休息，後來才得知，這叫「間歇性跛行」。此症嚴重影響了他的生活和工作品質，使他不得不取消二〇〇五年春季已經排定的研究生課，難於參加各種教學和科研活動。

他去看醫生，拍了X光照片，做了腰椎CT平掃和核磁力共振成像（MRT）檢查，診斷爲腰椎退行性病變、椎間盤突出和椎管窄狹。他根據醫生開的處方，服過根痛平和各種消炎止痛藥，貼過幾種藥膏，他做過針灸和理療，還買了醫用彈力腰圍、哈慈五行針和利得紅外脈衝治療儀等。有些治療雖然可暫時緩解疼痛，但主要症狀卻不見好轉，且持續加重。

查良鎮請教了多位醫生，又查閱了相關醫書和資料，結論是：若經半年保守治療仍無效果，就應做手術，但這是他非常不願意看到的前景，最終卻出現在他面前。他不得不瞭解手術治療的相關情況，盡可能去找到那些做過這種手術的病人，聽聽他們的經驗和教訓，同時設法查詢近來正在發展的各種可能的新手術方案。

查良鎮的兄長是香港的內科醫生，他向他介紹朱增祥，說朱增祥是一位身懷絕技、有特殊本領的中醫大師。

說來真巧，二〇〇四年一月中旬，海峽兩岸的清華大學將在臺灣新竹召開一次全球華人的專業學術會議，查良鎮是會議的兩主席之一，他必須抱病前往。路經香港時，兄長帶他見了中醫傷科的朱增祥醫生。經朱增祥診斷，查良鎮的腰部沒有錯位，主要問題是筋縮，只要堅持每天拉筋就可以治癒他的病痛。朱增祥教他拉筋的方法，又送他一本《錯縮談》。查良鎮雖然初次拉筋十分吃力，且未能拉到位，但治療後他確有緩解的感覺。

在臺灣開會的第二天，會議安排大陸來的代表參觀臺灣故宮博物院等活動，儘管他第一次來台，卻無法同行，只好一人留在旅館裡，開始閱讀朱增祥的《錯縮談》，領悟其中的道理，開始了拉筋自療。

但是，事情的發展往往不是一帆風順，查良鎮因爲長期受腰疾的折磨，所謂病急亂投醫，他回京後不久，有人介紹了一位「自由醫生」上門到他家看病，爲他做推拿，不料推拿治療之後病情非但沒有減輕，反而加重了——他睡覺時只能一側臥床，不能翻身，上床之後就很難再自主起來，常常夜不能眠。查良鎮的兄長將其病情告訴朱增祥，朱增祥建議他暫停拉筋一個月，以後逐漸恢復。

半年時間很快就在病痛中過去了，二〇〇五年四月中旬，查良鎮的一位博士研究生專門排了一整夜的隊，爲他掛一位知名骨科專家的門診號，專家根據他的症狀和X光片，明確建議他進行手術治療，還爲他辦了住院預約手續，等待病床。

可是到了五月上旬，醫院通知查良鎮可以住院時，奇蹟也同時發生了——經過持續拉筋，他的腰疾已經明顯減輕，堅定他繼續拉筋治療的決心，他不想住院做手術了。情況好轉很快，查良鎮逐漸更多地參加到各種教學和學術活動。到了八月中旬，他已能赴煙臺參加全國性的學術會議。

二〇〇五年九月二十五日，朱增祥夫婦到北京，查良鎮已經可以陪同他們瀏覽清華園了。朱增祥發現查良鎮走路比過去快多了，非常高興，鼓勵他繼續拉筋。十月二十七日，查良鎮病後首次出國，到美國波士頓參加國際學術會議。會後順便探親一個月，陪女兒一家同遊佛羅裡達，直到美國最南端的Key West島，竟然沒事。這說明他的身體已逐漸康復，生活品質也全面提升。

早在三個月前，即二〇〇五年七月十五日，查良鎮在主要症狀已經完全消失之後，他再次到醫院做核磁共振成像檢查，結果是「腰椎退行性變，L4/5，L5/S1椎間盤突出，L1/2椎間纖維環膨出，L4/5水平橫韌帶肥厚，軟組織椎管變窄」，與症狀嚴重時的結果對比，情況沒有變化。

查良鎮的親身經歷證明，朱增祥的診斷和治療是正確的，他發病的根本原因就是筋縮。這是因爲自一九五四年他考入清華大學以來，一直在清華大學工作，長期伏案，運動少，是職業生涯導致筋縮。根據朱增祥的說法，他是嚴重的筋縮，經過較長時間的拉筋，才使症狀逐漸減輕以致完全康復。

自始至終，朱增祥只是爲查良鎮正式看過一次病，他的病就好了。

五、「醫行天下」與拉筋奇效

朱增祥晚年收了一個弟子——蕭宏慈。蕭宏慈曾在美國華爾街和香港從事金融業，四十歲那年——遠在全球金融海嘯前，他決定金盆洗手，不做了，他要雲遊世界。蕭宏慈在雲遊中碰到一個和尚樂後聖（出家後更名釋新德）。這和尚會看相，他說蕭宏慈是個通醫達道之人，建議他沿著前世修行的路線雲遊，一定會有奇遇。蕭宏慈二話沒說，就按和尚的指引雲遊去了，結果學到了許多民間醫術，也醫治了不少病人。《醫行天下》記錄了蕭巨集慈在雲遊中學醫、行醫的過程，有一部分是用朱增祥的拉筋法治病的。

《拉筋當場消除兩名老總腰痛》

我在香港第一次見到朱大夫示範拉筋、正骨，回到北京的當天我就遇到一個IT公司老總肩背痛。此人不僅在公司使用電腦，回到家裡也經常躺在軟沙發上用手提電腦，有時邊看電腦便打電話，所以我判斷他筋縮和錯位都有。於是當場為他拉筋，兩條腿各拉了約五分鐘，起身後背痛全消。這是我用拉筋治療筋縮的第一個案例。

另一位公司的老總患腰痛很久，被醫院診斷為腰椎間盤突出，久治不癒。這時我已經有了朱老師運來的拉筋凳，所以在拉筋凳上　其兩腿各拉了十分鐘，拉的過程中膕窩、大腿、胯關節都很痛，拉完後當場腰痛消失。

《諾基亞的高管成了拉筋榜樣》

老友F是諾基亞公司的高管。她先是頸椎、肩、腰都痛，經兩次拉筋和正骨後治療後效果明顯。但唯獨左肩過一陣子就犯痛，尤其變天的時候。原來這是西醫診斷的肩周炎，病根是二十多年前受風寒造成的。經中西醫多年醫治療效不佳。既然屬陳舊性疾病，我建議她自己在家裡的門框上用立位拉筋，每三分鐘後換腿，每天拉兩次，還加上其他的鍛煉。一個月後，一群朋友在她家再次聚會時，她欣喜的告訴我，肩周炎已經痊癒，現在即使天氣變化肩也不痛了。由於她這個榜樣的力量，很快激勵了一批人如法炮製，而且效果全都立竿見影。

《中央電視臺的導演拉筋治好肩痛》

一位中央電視臺的導演患了急性肩周炎，我把F拉筋的故事告訴她，她當晚立刻回家試驗。在門框裡忍痛舉起胳膊，姿勢擺好了感覺更脹痛，於是換腿勉強堅持下去，但時間不到三分鐘，她想第二天再努力壓，睡前感覺胳膊還是有點兒沈。第二天早晨一起，卻發現胳膊完全好了，運動自如，很輕鬆，絲毫沒有滯脹的感覺了！她見到立位拉筋治療肩病這麼有效，從此她經常壓那麼一兩下，也不費勁兒，把肩背的淤泥垃圾通一通，立刻感覺很輕鬆！

上述三個病例，選自《醫行天下：一位「海歸」的中醫之旅》〈廣東人民出版社，醫行天下叢書之一〉。從中醫角度看，十二經筋拉通了，許多病痛可以消除，也就是說，拉筋可以治療多種病痛。只是朱增祥比較慎重，他將拉筋治病控制在筋縮症的範圍。

專欄 9 ─ 光臨診所的明星

香港影視界的導演杜琪峰、許鞍華；明星鍾楚紅、汪明荃、金城武、袁詠儀、張衛健、許志安、蘇永康、周潤發夫人；還有美食家蔡瀾、方太都來過朱增祥的診所。

朱增祥太太主動承擔了擋駕之職，所有病人要在她處排隊預約，免得累壞了丈夫。有一天，影視明星鍾楚紅打電話來：「朱醫生在嗎？」朱太太接過電話：「你是誰？」鍾楚紅反問：「你是誰？」朱太太説：「我是朱太。」鍾楚紅笑著説：「我也是朱太，我是鍾楚紅。」也許，換了別處，人人都會為這樣的女明星大開大門，偏偏朱太太不管這一套，她回説：「他正忙著，沒空接電話。」鍾楚紅意外地吃了閉門羹。過後，朱太跟朱增祥説：「鍾楚紅來過電話，我看，這兩天還是給她安排一下，這個女人很漂亮的。」

周潤發也曾陪太太來看朱增祥，候診時，他把上衣抽起一半，遮頭蓋臉，以免碰到影迷。

導演杜琪峰來過之後熱衷拉筋，買了兩張拉筋凳放在辦公室，逢人就説：「來，來，快來拉筋！」

六、我的拉筋體驗

《我的地毯拉筋法》

我最初瞭解拉筋，是透過蕭宏慈的書稿《醫行天下：一位「海歸」的中醫之旅》。那時書還沒有正式出版，書稿中不斷提到朱增祥發明的拉筋凳，也介紹了臥位拉筋和立位拉筋，還配了動作示範插畫，但一直沒有展示拉筋凳的模樣。為什麼呢？據說那是朱增祥的專利。

我讀完《醫行天下：一位「海歸」的中醫之旅》書稿之後，想嘗試拉筋。因為我經常背痛、頸椎痛，這是長期使用電腦的惡果。由於頸椎又痛又麻，晚上睡不好，我只好換枕頭，換成條狀的，頸椎正好壓在上面，這才好了一點。條狀枕頭我換了好幾個，一年中還是有兩三次痛得實在受不了，便找盲人按摩。當時會緩解一下，過兩天又不行。怎麼辦？我只好使用岳母保健用的按摩振動器——可以調速，振動面有粗粒橡膠，中間還有一個柱狀的突結，表層也是橡膠的。我躺下來，痛點正好壓在那個柱狀突結處，開動機器振動按摩，每天做半小時，幾天之後背痛和頸椎痛就會減輕，甚至消失。但我每天都會使用電腦工作，一兩個月之後，背和頸椎又故態復萌。

我開始學習拉筋。因為沒有拉筋凳，我就躺在地板上拉筋。後來才知道，這就是本書後面介紹的主動拉筋法中的臥位直腿直拉法。我在家裡找一個門框位置：一條腿抬起來，靠在門框上，另一條腿貼著地面伸直。看起來很簡單，要堅持五分鐘就很不容易。我的痛症是在肩部和背部，而不是在腿部和髖部。我仰臥，雙手想按照臥位拉筋法的方式伸直，卻做不到，我的雙手彎曲，雙臂離地很高。

我與蕭宏慈第一次見面，是在廣州「中森名菜」，這是一家日本菜館。我想學學拉筋，就在餐館的木板上躺著拉，蕭宏慈一看我雙臂遠離地板，就說我患了肩周炎。他在菜館門框上和地上給我示範立式拉筋和臥位拉筋，我在一旁一邊拍照，一邊模仿。服務員很好奇，不知我們在做什麼。

我自作聰明，回家之後躺在地毯上拉筋，雙臂不能貼地，我叫家人過來，雙手壓著我的雙臂，用他們身體的重量使勁往下壓，雖然很痛，我硬要堅持幾分鐘。後來我將此法告訴朱增祥，他說千萬不能這樣壓，會出事的——這是提醒讀者，千萬不要模仿。蕭宏慈後來在網上貼了一張照片，用綁帶將患者的手臂綁在拉筋凳上固定，我認爲是個好創意，想寫在這本書中推薦給大家。我將照片發給朱增祥審閱，他說不好，沒有必要。朱增祥有專門對付肩周炎的拉筋法，如立位拉筋法，還有更絕的，是吊式拉筋，我將在「肩周炎與肩關節粘連」一文中用朱增祥的病例，配上插畫詳細介紹。

我用危險的方式學習拉筋，剛開始興致盎然，後來才發現這種沒有拉筋凳的拉筋法確實不方便，主要是家人都很忙，每次拉筋請人按著，人力成本太高。有一天我躺在地毯上，突發奇想，叫正在做功課的兒子，抬來兩桶滿滿的桶裝水，不是放在飲水機上，而是壓在我的手臂上，每條手臂壓上一桶——相信朱增祥看到這個細節會不停地搖頭，敬請讀者不要模仿。然後兒子繼續做他的功課去，我也不浪費時間，躺在地上邊拉筋邊看電視，角度雖然不好，卻可以忘掉疼痛，娛樂拉筋兩不誤。

我就是用這種自創的、危險的、不雅和不正確的拉筋方式，大大舒緩了我的肩周炎和頸椎痛。

《我的茶几拉筋凳》

到北京後，親眼看到蕭宏慈幫朋友拉筋治病，這才第一次見識拉筋凳的真面目。相信所有看過拉筋凳或照片的人，都會由衷地感歎：太簡單了！

愛因斯坦說過，科學之美在於簡單。他的質能轉換公式，$E=MC^2$，加上等號也只有四個符號，卻包含如此豐富的內容，怪不得愛因斯坦晚年要搞統一場論，要把全世界放在一個公式裡。朱增祥發明的拉筋凳，是他四十多年臨床經驗的結晶，是他獨創的拉筋手法的物質化、產品化和科學化，是一種完全可以用統一標準、規模生產的保健器械。如果他不是身患肝癌，如果不是診所患者如潮，他是不可能發明拉筋凳的——這就是發明的慘重代價！

親眼看過朱增祥發明的拉筋凳之後，我到北京的家具城，看看有沒有合適的木製茶几當拉筋凳，結果買下一張木茶几，只花了二五〇元人民幣。

我將茶几靠到牆角，拉筋正式開始。從地板拉筋到茶几拉筋，提高了一個層次，境界果然完全不同。我上面那條腿無法緊貼牆面，膕窩處有很大的空間，還得請太太幫忙，叫她用力按壓我上面那條腿，讓大腿和小腿貼緊牆面。其實上面那條腿緊貼牆面並不難，難的是下面那條腿，它與上面那條腿之間，至少有一條大筋相連，現在完全收縮了。一壓上面那條腿，下面那條腿就像裝了彈簧一樣，立即抬起來，腳掌本來就不能落地，這回離地面更遠。

這不能算拉筋。我再叫太太幫忙，請她按壓我下面那條腿，她把全身的重量強壓下去，痛得我叫起來，立即要她停手。說來奇怪，壓的是下面那條腿，痛的卻是上面那條腿——膕窩下面最痛——那裡顯然有一條大筋，即便下面那條腳沒有完全落地，我也只能堅持一分鐘。

用茶几拉筋，我拉了三個多月，腳尖總算落地，腳跟卻怎麼也落不了地。我決心用正規方式拉筋，於是到北京東郊市場買了兩個六公斤的沙袋，綁在小腿上，這樣，沙袋的下墜力拉著我的腳，幾乎一次就拉到了位。看來學拉筋，方法要正規，輔助工具也不能少。

再說我的肩周炎和頸椎痛，自從實行地毯拉筋法，雙臂早已完全落地，背不痛了，頸椎也不痛了，晚上不用條枕也能睡著。可惜好景不長，兩個月不拉筋，舊病又復發了。現在有了茶几，我躺上去，雙臂完全可以貼在几面上，但是我仍然感頸椎周圍會痛。

我又心血來潮，拿著超市購物用的大布袋，裝十幾本厚書，自己躺在茶几上，叫太太將

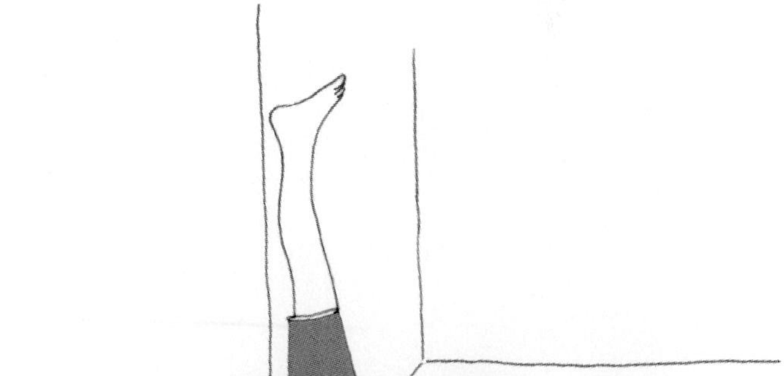

▲在家用茶几拉筋

袋子掛在雙臂上——一隻手臂掛一個提耳，用書的重量替我拉筋，自稱「掛袋拉筋法」。拉了幾次，我的肩周炎、頸椎痛很快就消失了，晚上睡得很香。有一段時間，只要在電腦上工作時間太長，眼看舊病要發，我便按此法自療（讀者不宜模仿）。

我的「掛袋拉筋法」行之有效，正暗自得意。沒想到，向朱增祥求問時，他說那樣很危險，千萬別這樣做。後來我看了他書中的「吊樹拉筋法」，才明白他有更好的方法，並且已經治癒了病人——我將在後面章節介紹。後來我發現，立位拉筋法主要是爲上半身拉筋，只要身體站直，不用弓步也能拉筋，我從此不再用「掛袋拉筋法」，而是用門框拉筋。

《八十一歲老人拉筋》

牛年的大年初一，我們一家在北京過年。北京太冷，哪兒都不能去，整天待在家裡，做什麼呢？拉筋。

岳父今年八十一歲，七年前在廣州坐公交車，他精神鬆懈觀看車窗外的景致，誰知司機突然來個急剎車，他正好坐在前排，沒有扶穩，整個身子向前衝，滑倒在座位下面，起不來了。後來車上的人把他抬起來，把他送到醫院。經醫院檢查，他大腿骨折了。經過近半年的醫治，老人可以下床行走，只是雙腿伸不直，雙膝微屈行走，速度緩慢，人比過去明顯地矮了一截。

因爲這樣，我們全家動員幫助岳父拉筋鍛煉，用的當然是我的「茶几拉筋法」。老人家自己想躺在茶几上都比較困難，至少要兩個人協助才能拉筋。他上面那條腿永遠是屈彎著的，與牆面構成三角形，膕窩那個彎位幾乎是九十度角，岳母笑他，整個人都可以鑽過去了。他下面那條腿就更離譜了——腳掌不能落地，而且是離地太高，高度差不多與茶几一樣，懸著。我們一個人幫他壓上面那條腿，一個人壓下面那條，輕輕的，沒有用力，老人家就大叫起來。

岳母怕出人命，說不要幫他拉了。

可是我們深信拉筋有奇效，想辦法設法要他拉。老人家有高血壓，就給他墊一個枕頭。下面那條腿永遠到不了地，我不管了，放棄下面那條腿，只壓牆上那條腿，用最不嚴格的方式拉筋，老人家還是痛得直叫，希望我們輕點。不到一分鐘，就要休息。拉完一條腿，就拉另一條。雖然有困難，但我們相信，只要堅持，每天拉一點，就會有進步。每天差不多時間，岳父就想逃避。我們總是不放過他，笑嘻嘻地又把他拉回來，拉筋時間逐漸加長。

茶几拉筋做完了，還要做立位拉筋。岳父老了，又受過傷，腿都站不直，怎麼做立位拉筋？太太有辦法，能簡就簡，她讓老人摸門框——最上面那根門框，她說：「看看上面有個小圓點，你碰得著它就算你贏了！」有了一個目標，岳父就去嘗試。那個高度，如果身體不彎曲，或腿不彎曲，老人家是絕對可以摸到的，現在兩者都彎。他要摸門框，彎曲的雙腿要用力伸直才行。老人家開始摸不到，指尖碰了一下，身體又縮下去了。還好摸門框不痛，比起躺在茶几上拉筋好多了，至少老人家可以自己做，他就一點點地向上伸，一旦摸到門框，就不放手，手指扣著門框縫，堅持一陣子，實在支援不住，才收手，過一陣再摸上去，如此反復地試著、練著。

岳父拉筋一周之後，有一天我們外出散步。以前岳父總是落在後面，我們習慣了停下來等他，沒想那天他竟然跟了上來，速度快了很多。最讓人吃驚的是，他整個人突然高了不少，大家看著他，嘖嘖稱奇，這下發現，他的雙膝沒有從前那麼彎曲了，所以人才會變高。看來拉筋有效，且必須每天堅持。

七、圖解循序漸進的拉筋

我的拉筋實踐是慢慢來，一點一點進展的，幾個月才拉到了位。自從拜讀了朱增祥的《錯縮談》和《群言堂》兩書後，我有了疑惑：朱增祥書中有大量患者親筆自述的故事，都是記錄如何治病的，其中有關拉筋部分，似乎和我自己的實踐不同，這些患者好像到朱增祥那裡看一次病，就能拉到位，時間大約十幾分鐘。爲什麼我們這麼長時間也拉不到位呢？

帶著這些問題，我們到香港，見到朱增祥，看到他的診室有不少患者同時在拉筋，我指著拉筋者問朱增祥：「他們到你這來，一次就能把腳掌拉到貼地？」

朱增祥輕鬆地回答，一次就能拉到位。我非常驚訝。他告訴我們，他有許多拉筋的輔助工具，用上它們之後，一次就能拉到位。

《拉筋的輔助工具》

朱增祥診所的拉筋輔助工具其實很簡單，綁帶、沙袋、枕頭、計時器、下腳墊、上腳墊。有的是外面買的，有的是買材料回來改裝的，有的是朱增祥自己做的。

◎ 綁帶及綁腿的位置

綁帶的用處，是將患者上舉的大腿固定在拉筋凳的立杆上，防止大腿彎曲。一般人家沒有拉筋凳，用兩張椅子或茶几靠牆權當拉筋凳時，只能請另一人協助，用手按住拉筋者的大腿，使之緊貼牆面。

朱增祥因爲患上肝癌，病人太多，才發明拉筋凳，用綁帶固定拉筋的患者，省下一點體力。

朱增祥診所有兩種綁帶，一種是打眼洞的，一種是魔術粘。打眼洞有時不太方便，因人的大腿有粗有細，眼洞位置不容易合適，不是太緊，就是太鬆。朱增祥將打眼洞的綁帶改造成魔術粘的。

朱增祥特別提醒，綁帶綁的位置有講究，不能隨便亂綁。**綁帶應綁在人的膝蓋以上**，如左頁圖。千萬不能綁在膝蓋上，這會造成膝蓋損傷。

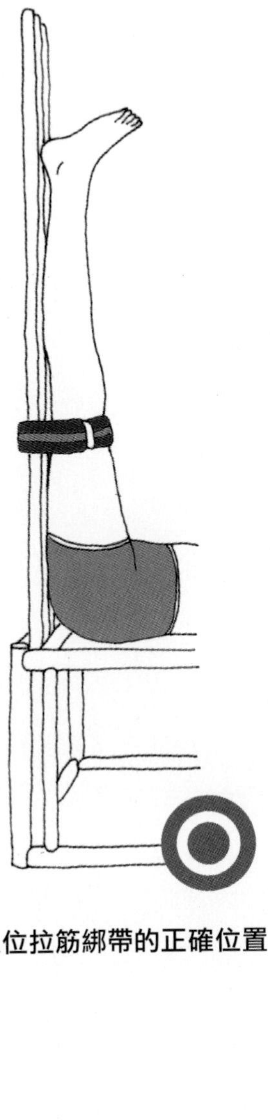

臥位拉筋綁帶的正確位置

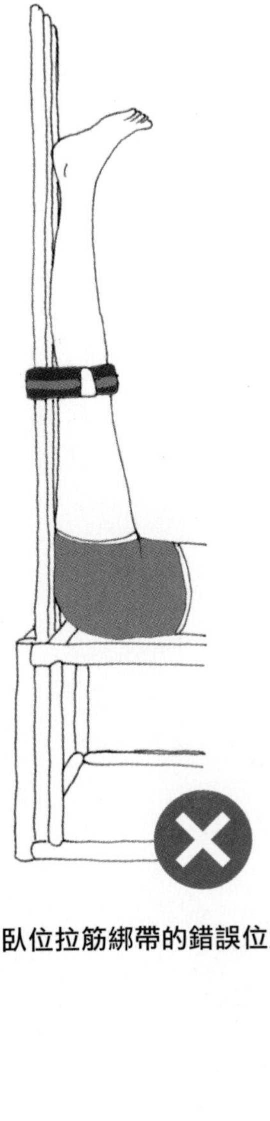

臥位拉筋綁帶的錯誤位置

◎沙袋及沙袋重量和用法

凡是筋縮症患者，不管程度如何，只要一條腿綁在拉筋凳的立杆上，另一條腿的腳掌就無法落地，不同的只是離地面的高度。如果沒有沙袋，就只能用人力來壓腿，使之漸漸靠近地面，達到拉筋的目的。有了沙袋，就可以將它固定在下面那條腿的小腿處，利用沙袋的重量的把腳往下拉。下圖就是朱增祥診所用的沙袋：

沙袋有四種重量，分別是五磅、十磅、十五磅、二十磅，一磅等於〇・四五三六公斤，即等於〇・九〇七二市斤，就算一斤吧，有興趣的讀者不妨參考。

沙袋的錯誤用法，就是放在下面那條腿的大腿上，如左圖：

沙袋要綁在小腿上，依靠桿杆原理，增加力量。放在大腿上，力量很小，拉筋效果不好。

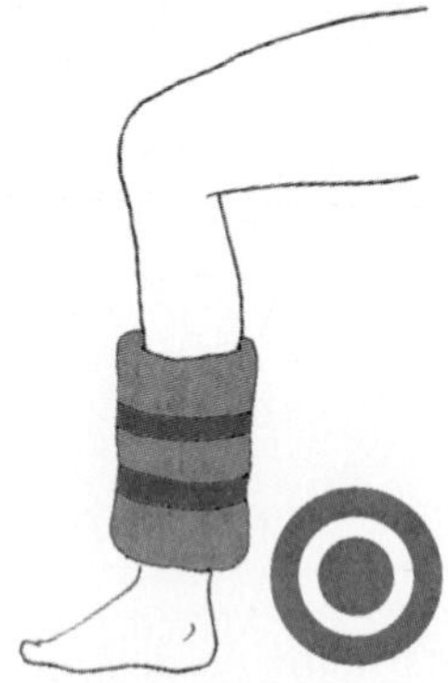

臥位拉筋沙袋的正確位置

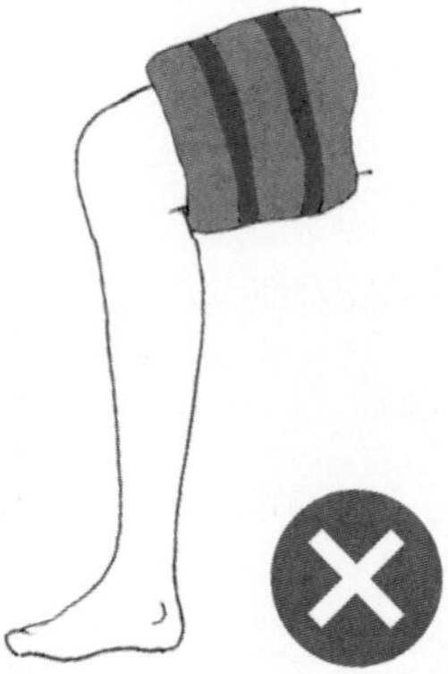

臥位拉筋沙袋的錯誤位置

◎腳墊及其用法

腳墊，顧名思義，是臥位拉筋時用來墊腳的，有下腳墊與上腳墊之分。許多筋縮患者採用臥位拉筋時，一隻腳綁在立杆上之，另一隻腳離地很遠，如果綁上沙袋靠重力強行壓下去，疼痛會令患者無法忍受，拉筋無法進行下去。下面那隻腳用上腳墊之後，腳跟感覺柔軟痛苦明顯減輕，患者便願意繼續接受治療。

朱增祥診室的下腳墊，是用過期的電話簿，先包上一層厚紙，然後再包上一層膠紙，既防潮又容易清潔。下腳墊有不同的厚度，以便調整腳掌與地面的高度。

腳墊的使用方式：**將不同厚度的腳墊疊在一起，放在患者腳下，隨著拉筋時間愈來愈久，漸次取去腳墊，過一段時間，取去一塊……最後讓患者的腳掌完全落地**。拉筋期間是先取厚腳墊還是先取薄腳墊，完全因人而異。有的人承受力強，可以加快取墊的速度。承受力弱的，可以多用幾塊薄的腳墊，多取幾次。

朱氏的下腳墊使用法，讓我想起高等數學的微積分。任何曲線，只要你將它劃成許多足夠小（無限小）的線段，這些小線段就是直線，最後將這些小並且直的線段累積起來，就是整條曲線，所以直線與曲線沒有本質不同。朱氏拉筋法，就是將患者腳掌與地面之間的大高度，劃分成一個個小高度，只要你將這些高度劃得足夠小，任何人都可以「跨越」其中每一個小高度，剩下的只是時間問題。

◎計時器及拉筋時間

朱增祥診室有許多計時器，方便許多患者同時拉筋。

一次拉筋時間多少爲宜？過去我一直搞不清楚，蕭宏慈要求五分鐘拉一條腿，而且不一定拉到位；**朱增祥要求十分鐘拉一條腿**，一定要拉到位，即下面那隻腳的腳掌一定要腳跟落地爲止。對公開收費的專業醫生，患者有投訴權，醫生對患者要求嚴點，療效才有可能保證。而業餘行醫，常常不收錢，擔心人家怕痛，不能對患者有過高要求，拉五分鐘就夠了，沒有到位沒有關係，讓他們回家去拉。

計時器最好是能發聲那種，只要時間一到，就自動發出聲音，讓拉筋的人有所期待，知道計時器會告訴自己何時結束，忍受力就強一些。當診所人多的時候，每個人身邊放一個計時器，誰時間到了，醫生很容易找，拉筋的人也不用老是問醫生還要拉多久。

◎上腳墊及使用方法

上腳墊是用泡棉做的，不妨叫泡棉墊，是用來墊上腳跟的。讀者可以將包裝用的泡棉改造一下就行。

朱增祥的第一代拉筋凳，向上那隻腳靠的是軟性藤織物，腳跟靠上去很舒服，缺點是不受力，拉筋效果不太好。之後朱增祥用三根又粗又硬的藤杆，組合一起做成一條立杆，確實受力了，但是太硬，患者不太舒服，他就加泡棉墊，而且他照腳跟形狀挖了一個「跟坑」。我試用了一下，果然有泡棉墊舒服很多。

◎枕頭及其用法

關於枕頭用法，我一直有疑問。朱增祥的臥位拉筋法，主要是拉髖部和腿部的。手和肩部筋縮，是用立位拉筋法來拉——後面我們還會介紹一些其他方法。所以朱增祥不贊成替患者手上加綁帶，患者感覺頭部不舒服，他就給你枕頭，總之讓你躺舒服了，才容易一次拉到位。

蕭宏慈則不同，他期望患者在拉筋凳上把全身的筋都拉長了。但是他也建議患者用枕頭，預防高血壓的人拉筋出問題。

這裡有一個問題：高血壓的人能拉筋嗎？朱增祥認爲不宜。蕭宏慈認爲可以，只要用枕頭就行，根據他的經驗，拉筋還可以降血壓。

《圖解朱氏拉筋步驟》

循序漸進的拉筋（一）：拉筋前的筋縮狀態

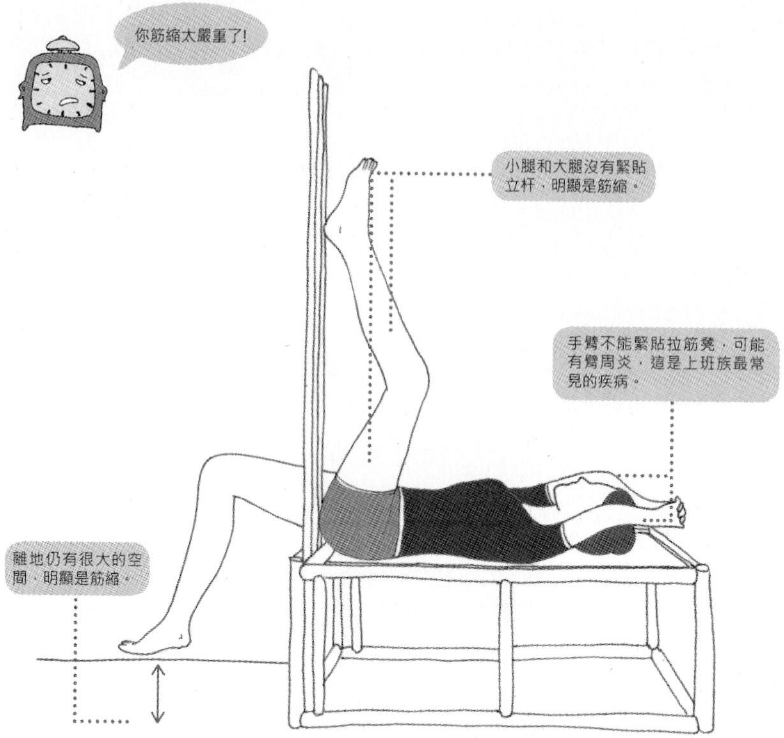

你筋縮太嚴重了!
小腿和大腿沒有緊貼立杆，明顯是筋縮。
手臂不能緊貼拉筋凳，可能有臂周炎，這是上班族最常見的疾病。
離地仍有很大的空間，明顯是筋縮。

（一）拉筋前的筋縮狀態

筋縮症患者躺在拉筋凳上，一般會出現下面三種情況：

1、臀部靠近立杆時，上舉那條腿的小腿和大腿無法貼近立杆。

2、下面那隻腳的腳掌無法落地，離地越遠，表明筋縮越嚴重。

3、雙臂貼著雙耳舉起，無法貼近拉筋凳。

循序漸進的拉筋（二）：借助輔助工具拉筋

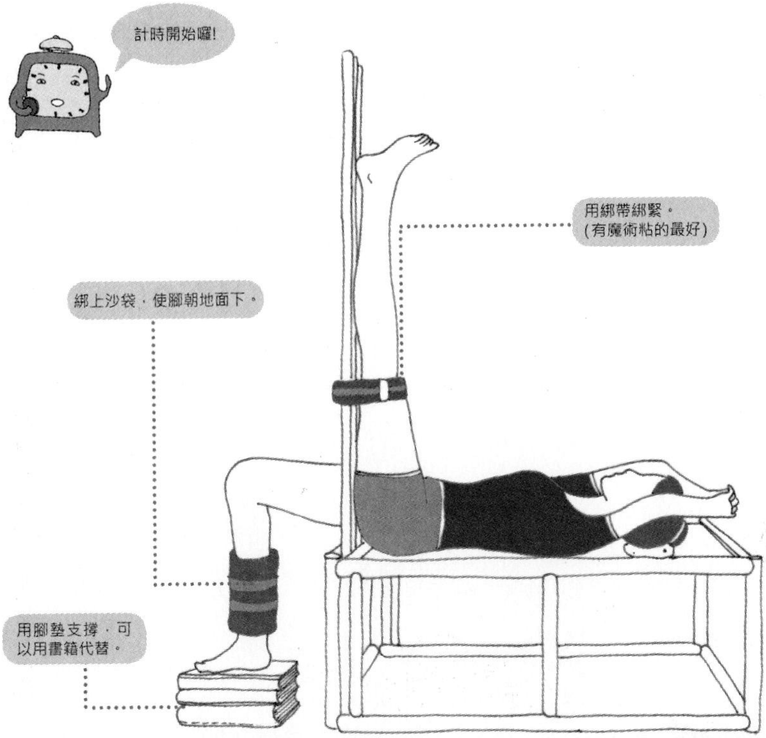
計時開始囉!
用綁帶綁緊。
(有魔術粘的最好)
綁上沙袋，使腳朝地面下。
用腳墊支撐，可
以用書籍代替。

（二）借助輔助工具拉筋

正式開始拉筋，步驟如下：

1、抬起一隻腳，用綁帶將大腿和立杆緊緊綁在一起。

2、下面那隻腳用下腳墊支撐，視腳掌離地面的高度選擇腳墊的數量，腳掌與腳墊之間要留有空隙，以便完成下一個步驟。

3、替下面那條腿的小腿綁上沙袋，沙袋的重量應足以使腳掌與腳墊下的空隙逐漸消失。

4、將計時器調到十分鐘。

循序漸進的拉筋（三）：逐漸拿去腳墊並伸直手臂

注意：

1、綁帶不要綁在膝蓋上，只能綁在大腿上，否則會造成損傷！切記！

2、沙袋不要壓在大腿上，而是綁在小腿上，以便運用槓桿原理，提高拉筋效率。

3、計時器，要選擇時間到了會發出聲音的那種。

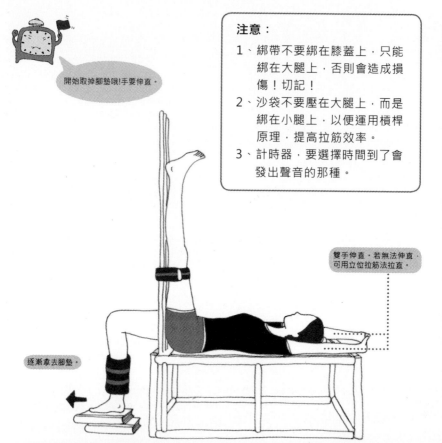

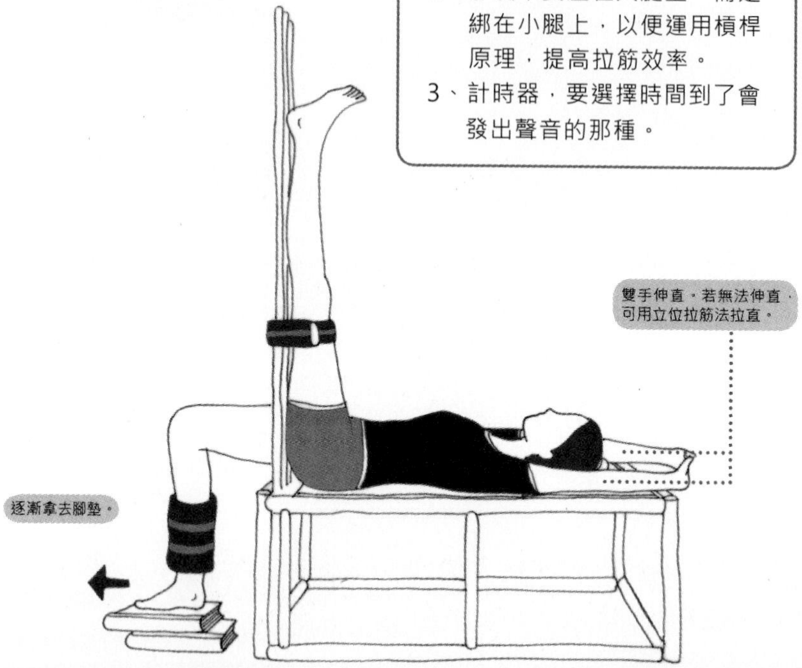

（三）逐漸拿去腳墊並伸直手臂

1、逐漸拿去腳墊。

2、伸直雙臂，如果無法伸直，可用立位拉筋法拉直（詳見65頁）。

3、如果頭部感到不適，可用枕頭墊上。

循序漸進的拉筋（四）：留下最後一塊腳墊

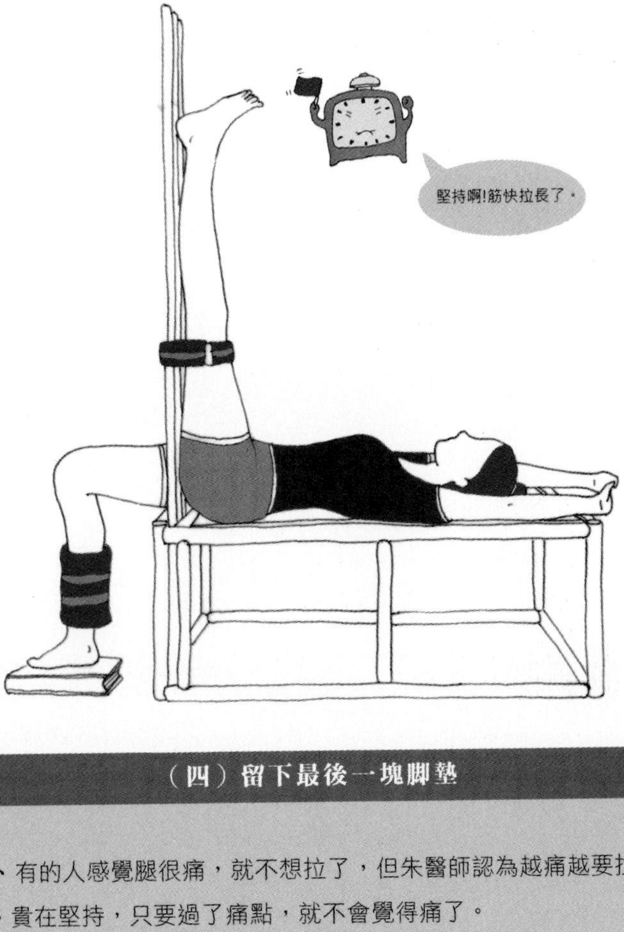

（四）留下最後一塊腳墊

1、有的人感覺腿很痛，就不想拉了，但朱醫師認為越痛越要拉。

2、貴在堅持，只要過了痛點，就不會覺得痛了。

循序漸進的拉筋（五）：腳掌完全著地

注意：

1、在專業醫生指導下十分鐘之內腳掌能著地。
2、在家裡拉筋可以視情況延長時間。
3、一條腿拉完筋後，再換另一條腿拉。

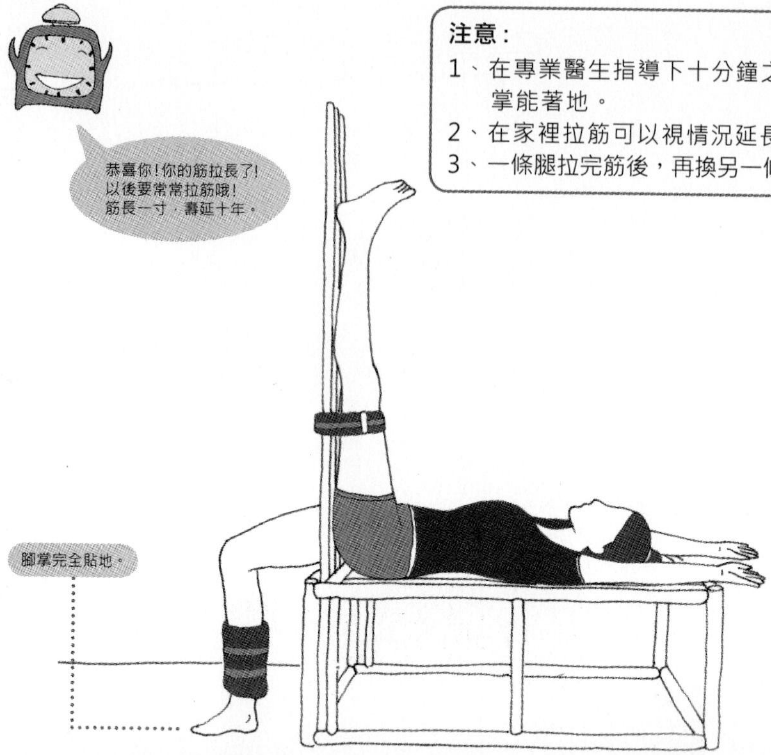
恭喜你！你的筋拉長了！
以後要常常拉筋哦！
筋長一寸，壽延十年。
腳掌完全貼地。

（五）腳掌完全著地

時間到了，恭喜你！你的筋拉長了。起來試試，看看是不是感覺腿腳靈活了，腰背不痛了，彎腰雙手可以觸地了……

作者特別提醒：朱增祥是經驗豐富的專業醫生，在他診室可以在十分鐘左右拉到位。各位讀者自己拉筋，不必操之過急，不管是幾天，幾週拉到位，都是可以的，總之一定要堅持，能夠漸漸拉到位就行。

《彎腰觸地檢測拉筋效果》

朱增祥經驗豐富，在治療前，他會聽聽患者說說自己的病痛情況，然後讓患者做一些動作，便知道患者的基本病情，再進行治療。

除了聽患者自述之外，朱增祥還要他們走走看。正常人與病人走起來是完全不一樣。我們很好奇，問他經驗是怎麼得來的。他說自己平常喜歡看人走路，比如在機場，在馬路上，大部分是正常人。對正常人經常觀察之後，就會銘記在心，來了一個病人，無論是筋縮或錯位，他一看就明白不正常。

除讓求診的人走路之外，他會叫人抬腿、舉手、轉身或下蹲。筋縮症患者往往蹲不下去，平時上廁所很不方便，只能用座廁。

朱增祥還讓病人彎腰觸地，看看人家有沒筋縮或錯位。在拉筋或重定之後，再讓人彎腰觸地，檢測治療效果，如下頁圖示。

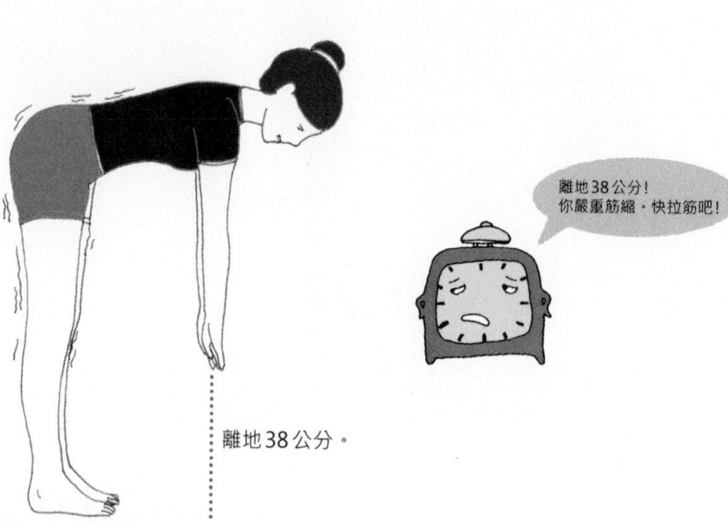
離地38公分！
你嚴重筋縮。快拉筋吧！
離地38公分。

拉筋前檢測：彎腰觸地檢測拉筋效果

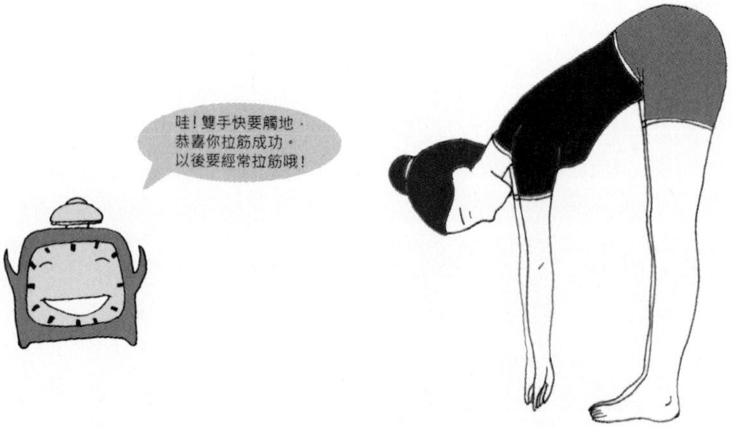
哇！雙手快要觸地，
恭喜你拉筋成功。
以後要經常拉筋哦！

拉筋後檢測：彎腰觸地檢測拉筋效果

《下蹲檢測拉筋效果》

朱增祥還用下蹲法檢查拉筋效果，適用於不能下蹲的筋縮症患者。方法很簡單，在拉筋之前，檢測一下屁股與地面的高度，拉筋之後，再檢測一下屁股與地面的高度。如下圖所示。

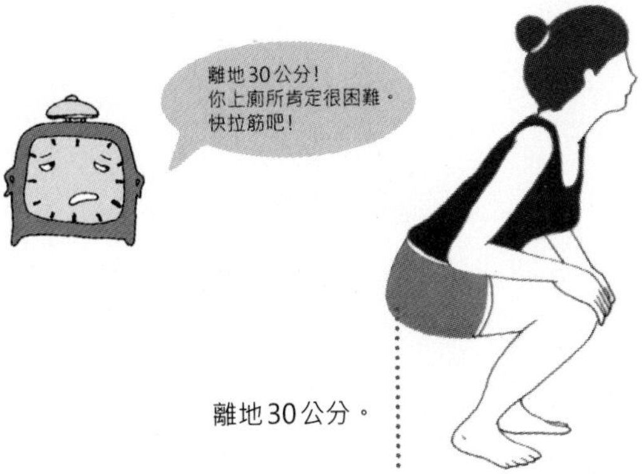

離地30公分！
你上廁所肯定很困難。
快拉筋吧！
離地30公分。

拉筋前檢測：下蹲檢測拉筋效果

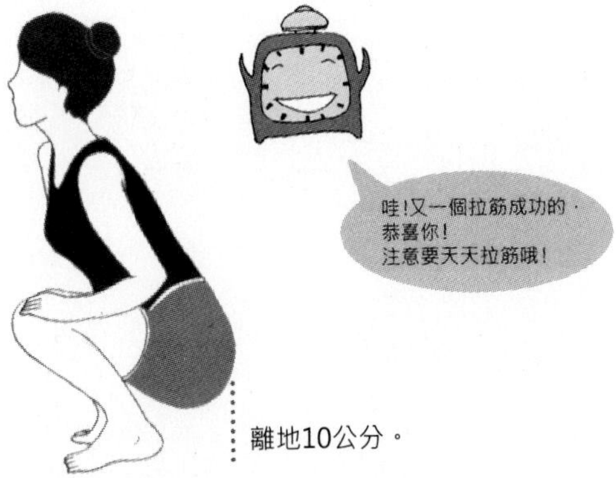

哇！又一個拉筋成功的，
恭喜你！
注意要天天拉筋哦！
離地10公分。

拉筋後檢測：下蹲檢測拉筋效果

八、肩周炎與拉筋防治

《肩周炎與肩關節粘連》

肩關節周圍炎簡稱肩周炎，和肩關節粘連者是屬於「無菌性」的炎症。肩周炎民間也稱為「五十肩」，顧名思義，就是此病在五十歲左右開始發作，一般以女性居多，因爲女性體內的荷爾蒙產生變化，令關節容易受損，肌肉容易腫脹。當她們抱小孩、拿重物或不小心扭傷後，肩關節受損甚至會傷及肌肉，讓人感覺痛楚。若如常工作，繼續拿重物，情況就會不斷惡化。怕痛的人比不怕痛的人容易患此病症，這是因爲不怕痛的人會努力鍛煉自己。而且現在這種病症也開始年輕化了，這跟電腦和網路廣泛普及有關。

此症有很多治療方法，西醫會給些止痛藥或替患者注射藥物，或用物理治療；中醫療法，是爲患者針灸、推拿、拔火罐、敷藥或開服中藥等。朱增祥認爲判症最緊要的，是診斷明確。若想知道患者的手活動範圍有多大，可伸至多高，醫生就要輔助他，因只有被動地伸高才能知道關節真正的活動情況。如果你要求病人將手伸高，他可能因爲怕痛，只能伸至三十度，但若得到醫生的幫助，患者可能伸至更高處，這樣醫生才能知道患者真正受傷的嚴重性。每個人對痛的感覺和忍受力都不同。據朱增祥的經驗，不怕痛的人，治療就會較快，相反，那些怕痛的人接受治療時，一覺得痛楚就大叫起來，既緊張又害怕，對治療完全失去信心，就較難痊癒。

其實患有肩周炎和肩關節粘連，並不一定需要看醫生。通常患有肩周炎、肩關節粘連的患者，朱增祥都會教他們做運動，然後叮囑他們在家鍛煉，大多數人也不需要再來見朱增祥，因爲即使每天來見他，他輔助他們做運動的時間也是有限的，最重要是他們願意忍痛練習，自己「主動運動」比「被動運動」的效果更佳、更顯著。

一般患有肩關節粘連的患者不可能迅速痊癒，最好是每周復診一次，這樣醫生便可以即時指導及輔助患者逐步改進。當然，也有個別肯吃苦的患者會有奇蹟出現。

《病例：一位酒店服務員的「五十肩」》

曾經有一位年約五十歲的患者，在酒店負責收拾房間的工作，「五十肩」令她工作很不方便。最初她來見朱增祥時，患手只能舉至三十度左右，因為還要繼續工作，便問朱增祥有什麼方法能儘快康復。朱增祥教她舉直雙臂，拉著扶手，然後身體往下蹲，還要做直臂旋轉運動。然後請她回家後自行練習，「做得愈多，好得愈快。」

她住香港長洲，屋前有一棵大樹，回家後她用患手抓著樹枝，然後身體往下蹲，她每天有空便吊拉手臂，然後再做直臂旋轉運動。三天後再來見朱增祥，患手竟可舉至九十度多，還可以旋轉，只是她的胸、背和手臂全都淤黑，原來她的努力練習引致毛細血管破裂。從這個病例可以得知：若想儘快康復，就一定要捱苦、忍痛和勤加鍛煉，不過必須注意身體的變化，如有受傷，必要時還是要看醫生。

另一位肩周炎的患者，來見朱增祥，他用同樣方法教她，要她自己做運動，結果痊癒極快。原來她除了練習朱增祥教導的方法外，還自創一套方法：站在泳池中，雙手像游自由泳一樣運動，手向前壓水向後推水，結果三天就康復了。

在朱增祥看來，肩周炎和肩關節粘連的患者，並不需很長時間就能痊癒，關鍵是：

1、醫生對患者有否清楚交代病情。
2、患者是否願意忍痛鍛煉。
3、患者明白「做得愈多，好得愈快」，並身體力行。

可惜很多患肩關節粘連的人卻因怕痛，甚少或完全不做運動，這種放棄的態度害的是自己！

專欄⑩ — 在家能治「五十肩」

肩周炎，多發於五十歲左右，所以又稱其為「五十肩」，是指肩關節的周圍軟組織發生損傷而引起的廣泛的無菌性炎症的一類慢性疾病。專家認為：人過中年，身體逐漸走向衰退，正氣不足，肝腎虛損，容易導致筋脈失養，成為發病的基礎；肩部直接感受風寒濕等的侵襲是造成本病的外在原因；肩部活動量的減少可能也與發病有關。

下面介紹幾種在家就可以進行的治療方法：

1、中藥熱熨、熱敷

可以選用活血化淤、舒筋活絡、消腫散結的中藥熱熨、熱敷。同時也可服用養血榮筋丸、活血止痛散等中成藥。

2、罐療法

拔罐療法採用的工具——罐，有許多種，如玻璃罐、陶瓷罐、竹罐、橡膠罐等，甚至家中的罐頭瓶也可以用於拔罐。其中，橡膠罐在家庭中用的較多，因為它使用方便，用手一捏，即可嘬住，不管你是否懂醫，非常容易掌握，只要明白哪裡痛就拔哪裡即可，但它沒有用火，少了一個重要的環節，效果就會差些。

拔罐療法使用中的另一個工具就是探子，或叫火把。可用一截較粗的鉛絲，一頭彎成圓圈狀，易於用手握住，另一頭纏上棉花及紗布，用來蘸酒精、點火。拔罐時操作者一般用一隻手持罐，另一隻手拿已點著火的探子，將著火的探子在罐中晃上幾晃後，撤出，將罐迅速放在要治療的部位，然後用手輕輕拔一拔罐子，看是否拔上了。拔罐時應注意：不要將探子上的酒精抹在罐子口上，也不要將探子上的酒精滴落在病人的皮膚上，否則，將會燙傷病人。

常選用的穴位有：肩井、肩隅、肩前、肩貞、天宗等穴位。每次選兩個穴位，交替使用。

3、痧療法

刮痧療法採用的工具——刮痧板，有許多種，傳統的方法是使用牛角板，但因其消毒時，易產生斷裂，多不使用。主要使用玉制板，易於消毒，可反復使用。刮痧時，應在施術部位塗抹刮痧油，減少刮時對皮膚的損傷，並加強活血化淤、疏通經絡的作用。常選用的經絡有：手臂外側的肺經、大腸經。每周可刮一至二次。

4、功能鍛煉

功能鍛煉對肩周炎的患者來說十分重要，特別是適當做大幅度肩關節的運動，對預防肩關節的粘連、肩部軟組織的拘緊、攣縮，大有好處。

A、彎腰轉肩：患者彎腰垂臂，甩動患臂，以肩為中心，做由裡向外，或由外向裡的畫圈運動，用臂的甩動帶動肩關節活動。

B、後伸下蹲：患者背向站於桌前，雙手後扶於桌邊，反復做下蹲動作，以加強肩關節的後伸活動。

C、爬牆：患者面向站於牆前，雙手上抬，扶於牆上，努力向上爬，要每天比前一天爬得高。

《病例：拉筋治療肩關節粘連》

有一年新春過後，天氣持續濕寒，香港王明德先生想穿上禦寒的高領衫上街，舉起手——僅約四十度，突然感到肩膀非常疼痛，他想，這也許是天氣太潮濕導致的，也許是前些時候搬家，過度疲勞的結果。

身體的痛楚他一般都能容忍，但最後，疼痛不斷蔓延，洗臉、梳頭、穿衣，甚至去洗手間、下私家車用手推門也感覺疼痛無力，晚上更嚴重，無法入睡，稍爲側臥，身體壓在患肢上，簡直疼得要命。他那年正好踏入五十歲，民間早有「五十肩」之說，查一下書，自己正符合「五十肩」肩關節粘連的症狀。

王明德感覺情況不妙，只好尋找名醫，做詳細的檢查。他先看註冊西醫及物理治療師，人家隨便開了些消炎藥和止痛藥，教他一些動作以紓緩痛楚，但對消除病症沒什麼幫助。在不知所措之時，太太從周刊上得知名醫朱增祥，立即打電話去詢問，約好了見面時間。他本來信心不大，但與朱增祥一見如故，心裡便覺得「這次有得救」了。

朱增祥對王明德說：「你是肩關節粘連，這種病比肩周炎更難醫，所以你必須有耐力和毅力，不要怕痛，若怕痛放棄，最後導致肩關節四周軟組織纖維化，甚至肌肉萎縮時，神仙也難救了！」

王明德當時的情況非常嚴重，需六個月才可痊癒，每星期與朱增祥見面一次，每天早、中、晚要做指定動作，拉筋運動及伸展運動，每組維持四十五分鐘，缺一不可。朱增祥時常打電話給王明德，瞭解他的進度，以便調整動作，加大強度。不久，王明德的肩膀活動度開始順暢，雖仍有痛楚，但已見起色。

六個月之後，王明德已大致痊癒，他們見最後一次見面，朱增祥仍忠告：「千萬記住古訓『行百里，半九十』」。保持每天的指定動作，雖有百分之九十的成功，但仍有百分之十靠自己的努力，要持之以恒，走完最艱難的路程。

王明德不斷堅持下來，以後拜訪朱增祥，談的不是身體的事，而是吃喝玩樂吧。

九、僵直性脊椎炎及拉筋病例

《僵直性脊椎炎》

朱增祥書中，有一個拉筋治療僵直性脊柱炎的案例，爲了方便介紹，我專門上網查到有關僵直性脊柱炎的知識，內容如下：

僵直性脊柱炎是一種結締組織病，主要累及脊椎及骶髂關節，引起骨性僵直及畸形。累及髖關節者占四分之一，偶可累及膝、踝及手足小關節。有遺傳因素。寒冷及潮濕地區多見。男性青壯年多見。人類白細胞抗原HL-B1280%陽性。X射線可見椎體骨質疏鬆，邊緣相連成骨橋，但是仍呈方形及保留椎間隙。治療重點是緩解疼痛，防治畸形。截骨術可矯正脊椎駝背畸形、關節屈曲攣縮或融合畸形。還可做人工關節置換術。

僵直性脊柱炎（ankylosing spondylitis）是一種慢性全身性炎性疾病，它的病因不明，主要侵犯脊柱，尤以骶髂關節病變最為常見。它的最為顯著的變化為關節的纖維化和骨性僵直。

僵直性脊柱炎以往稱為類風濕性脊柱炎，目前該名稱已廢用了達二十年之久，理由是「僵直性脊柱炎」與「類風濕性關節炎」是兩種完全不同的疾病，僵直性脊柱炎亦絕對不是一種特殊部位的類風濕性關節炎。僵直性脊柱炎因缺乏類風濕因數而又曾被命名為「血清陰性脊柱骨關節病」，現在看來亦不確切，因為並不存在有「血清陽性脊柱骨關節病」，同樣屬於此類病的很多，包括Reiter病、牛皮癬關節炎、腸源性關節炎、兒童期慢性關節炎等。僵直性脊柱炎是一種古老的疾病，從西元前兩三千年的古埃及人骨骼標本中曾發現從第四頸椎至尾椎的所有椎體全部融合連接成一塊骨骼。

在古希臘與阿拉伯文著作中，都曾發現有類似的記載。在十九世紀末時Strumpell和

Marie對本病進行了詳細的描述，但直到本世紀三〇年代才有了詳細的放射學檢查的記錄。至七十年代初，Brewerton等發現本病具有強力的HLA-B27抗原。

一八九三年首次由俄國人Btchterev對此病做了比較詳細的描述。一八九七年和一八九八年Strumpell及Marie又分別詳細報導了此病，故曾以別捷列夫病和馬—施二氏病命名。我國在二千多年前的黃帝內經《素問・痹論篇》中記載：「腎痹者，善脹，尻以代踵，脊以代頭」，描述了本病的病機及症狀。我國二十世紀五〇年代曾稱此病爲類風濕性脊柱炎或中樞型類風濕性關節炎，近年來隨著醫學的發展，對本病的認識不斷深入，發現本病與類風濕性關節炎無論在好發年齡、性別、好發部位、病變特點以及各項化驗檢查均不相同，僵直性脊柱炎患者的血清中不存在類風濕因數，而組織相容抗原HLA-B27的陽性率甚高，說明本病完全不同於類風濕性關節炎。故於一九六三年國際抗風濕聯盟將此病定名爲僵直性脊柱炎。

一八九二年在風濕病專題學術會議上，肯定了僵直性脊柱炎這一國際統一的命名。類風濕脊柱炎和中樞型類風濕性關節炎等診斷名稱均已停止使用。在風濕病最新分類中，已將其歸類於血清陰性脊柱關節病之中。但目前國內也有些專家認爲：此命名也並非十分確切，因爲本病受累的組織器官並非僅僅限於脊柱，髖、膝、踝、腕、肩等四肢關節均可受累，且眼睛、心臟、肺臟、腎臟等多臟器也常被累及，應是一種全身性疾病，但目前國內外仍通用此診斷名稱。

在發病率方面，白種人的發病率爲百分之〇・〇五，多見於男性，男女的比例大致爲十比一。但最近的研究發現女性病例，無論在臨床表現與X線表現，都進展較慢。由於症狀不夠嚴重，診斷往往延誤，造成女性病例稀少的現象。女性病例往往爲輕型或亞型，估計男女之間的比例約爲七比三。

根據正常人HLA-B27普查的結果，B27陽性的人有百分之二十到二十五的X線表示出骶髂關節和脊柱炎表現。假使將這種亞臨床型和輕型的都統計在內，本病的發病率可高達百分之一・五。但也有報告HLA-B27陽性的人中，有百分之五患有僵直性脊柱炎。產生發生率高低不一致的原因是對骶髂關節炎的診斷標準不一，使發生率有顯著差別。必須指出，不是凡發現有骶髂關節炎且伴有症狀者都可以診斷爲僵直性脊柱炎。

資料來源：百度百科http：//baike baidu com/view/45451，htm

《病例：拉筋治療僵直性脊椎炎》

香港人張先生，一九九一年的某一天，感覺右背肌及頸無故拉緊，令頸椎十分疼痛。他中醫西醫都找過，看了近十位醫生，都找不出病因。從一九九一到一九九九年，他忍受了九年嚴重的頸椎疼痛。期間，每年眼睛虹膜急性發炎一兩次。

二〇〇〇年初，一位北京醫生爲張先生看病，診斷爲僵直性脊椎炎，其後西醫也以驗血確認。他又向香港一些大學的中醫診所求診，每周吃中藥調理，還練無極氣功（太極基本功），病情開始好轉。虹膜炎五年內只偶爾發作兩次——常看他眼病的醫生感到驚奇。但因早年誤診，令頸椎和胸椎向前彎曲，中醫師表示無法靠吃中藥糾正。

二〇〇五年，經朋友介紹，張先生向朱增祥求醫。朱增祥一眼就看出他患的是僵直性脊椎炎，並用臥位拉筋法爲他治療。張先生半信半疑，因爲他在太極班學習時也經常壓腿拉筋——每次只有一到二分鐘。之後他抱著姑且一試的心態在家練習拉筋。他開始每條腿只能拉十分鐘，之後延長至二十分鐘。經過兩個月每天堅持拉筋，上胸椎及頸椎前彎已經是明顯改善，頸椎疼痛基本痊癒。

他過去參加病友組織的活動，結果反而會加劇病情，如有氧運動——爬山，他有一次爬山三小時，脊椎馬上彎曲僵直。他提醒僵直性脊椎炎患者要特別注意。他認爲西醫以驗血確認僵直性脊椎炎，準確性高，可惜尙無有效的治療方法。可幸他沒有長期服用有副作用的消炎藥〈虹膜炎發作時才需吃類固醇〉，腎功能未受損害。自二〇〇〇年後，依靠中國傳統醫術，接近治癒僵直性脊椎炎，這點值得患者參考。

現在張先生每周吃中藥，每天練習無極氣功和拉筋，預防脊椎炎及虹膜炎復發，已成爲他日常生活一部分。他特別感謝朱增祥，說他性格慈祥，又略帶頑皮，神似小說中武功高強的老頑童，爲病人發明簡單而又便宜的拉筋法，造福於社會。

十、朱氏拉筋法與其他拉筋法比較

《舞蹈拉筋與朱氏拉筋比較》

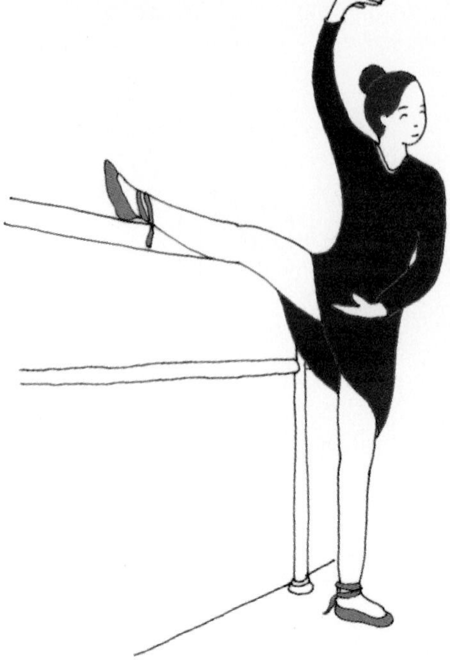

舞蹈拉筋不安全

有的讀者可能從小就練習過舞蹈，學過拉筋，感覺拉筋並不新鮮，自己難度很大的拉筋都試過，拉筋沒什了不起的。其實朱氏拉筋與舞蹈拉筋完全不同。舞蹈拉筋是舞臺表演，動作往往是不正常的，沒有專人指導很容易受傷，普通人不宜隨便模仿。朱氏拉筋法──特別是臥位拉筋法，首先是從安全著想，讓普通人可自行練習，防治筋縮。

《戲曲拉筋與朱氏拉筋比較》

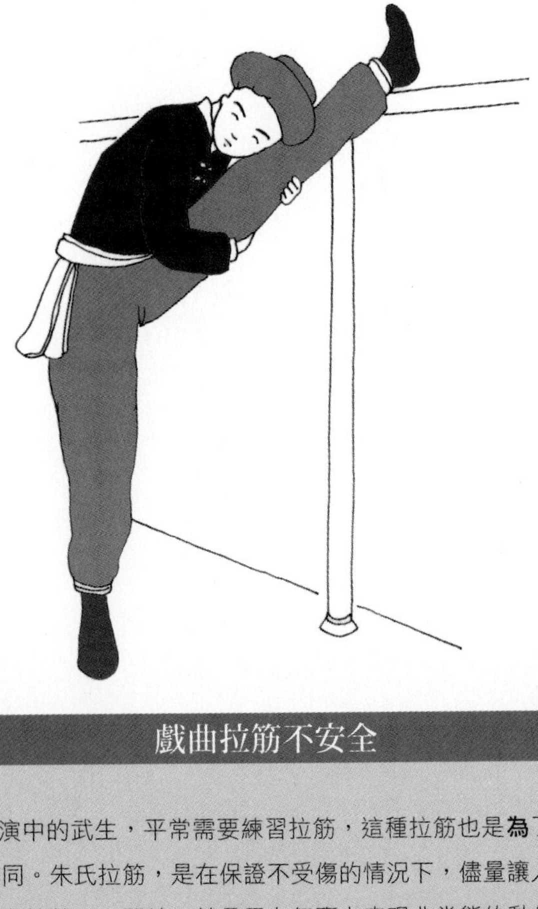

戲曲拉筋不安全

中國戲曲表演中的武生，平常需要練習拉筋，這種拉筋也是**為**了表演，它與朱氏拉筋不同。朱氏拉筋，是在保證不受傷的情況下，儘量讓人恢復健康的常態。而戲曲拉筋，一開始，就是了在舞臺上表現非常態的動作，其練習拉筋的方式，如果沒有專家指導，也不是普通人可以模仿的。

《武術拉筋與朱氏拉筋比較》

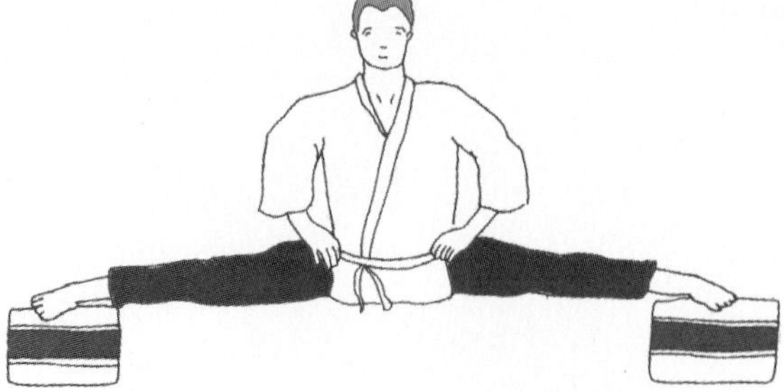

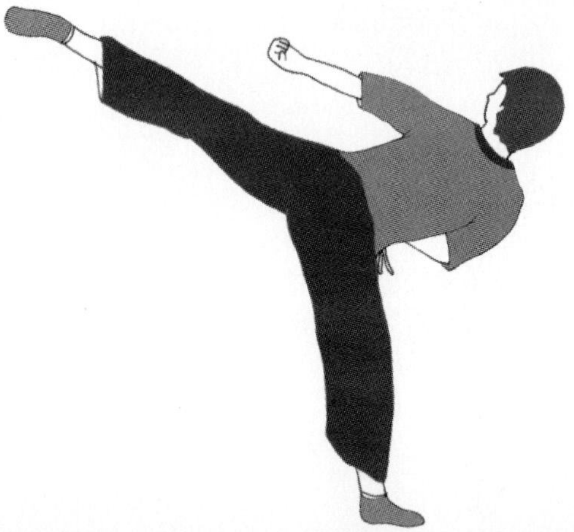

武術拉筋不安全

武術拉筋可能比舞蹈、戲曲的拉筋更極端，目的是為了格鬥，需要在各種非正常的姿態中踢腿或出拳，期望能置對手於死地，其拉筋方法常常是異態的，不正常的，也是不安全的。朱氏拉筋只要求人能恢復到正常狀態，對人的身體沒有過分的要求。

《爲什麼朱氏拉筋法最安全》

朱增祥是一個傷科醫生，他經常面對是筋縮和錯位的病人，治療是爲了讓他們恢復正常。這些人身體本來就有病，稍不留神就可能加重病情，把人治壞了。朱增祥的拉筋法，首先是用於治療，特別是公開推廣的臥位拉筋法，讓患者或鍛煉者的脊椎躺在穩定的平面上，全身放鬆，使脊椎在拉筋過程中得到保護，讓普通人也可以自行拉筋，因此朱氏拉筋法最安全、體貼、周到。或者，可以這麼說，舞蹈、戲曲和武術的拉筋，技巧性更高，難度更大，所以穩定性和安全性不如簡易的朱氏拉筋法。

十一、閆超和姥姥的拉筋故事

《透過電子郵箱尋師拜師》

朱增祥的弟子閆超，山東濟南人，曾經學過針灸推拿。二〇〇六年，他還打算去考中醫的研究生。他先到山東省的中醫院進修，在推拿科實習了幾個月，在那裡，他碰到了很多患頸椎、腰椎病的人。

二〇〇六年夏天，他看到了朱增祥的著作《錯位筋縮淺談》，很感興趣。他快速翻書，從書裡找到了一個電子郵箱，試著給朱老師發了一封信。他覺得，朱增祥關於筋縮的說法，與美籍韓國人顏質燦的說法有異曲同工之妙。顏質燦寫過一本書，叫《慢性疼痛症的顏氏治療法》，說很多肌肉緊張，都是因爲肌肉收縮造成的，肌肉收縮導致疼痛。顏氏治療法是透過針灸放鬆整條肌肉。在國外，沒有筋的概念，他們就叫肌肉。

閆超的電子郵件寄出去了。很快，可能只有三四天吧，他就接到朱增祥的電話。在電話裡面，他把自己實習中遇到的一些案例告訴朱增祥，向他求教，他們談了很久。以後，朱增祥知道山東打到香港電話費很貴，就主動打電話跟閆超講自己的經驗，有時每天都打，最長的時候，聊一個多小時。

後來，朱增祥把自己的治療光碟寄過來給他。他們通話就討論光碟裡的手法。不久，朱老師還親自到山東來，他們幾個徒弟約好了，跟著師傅到臨沂，把他治療的過程拍下來。然後燒成好幾張光碟，分派給大家回家邊看邊學。

《八十八歲姥姥拉筋高了二十釐米》

講起拉筋，閆超說效果最明顯的，是他的姥姥。姥姥今年八十八歲了，腰背弓得很厲害，平常走路，連拐杖都不能用——站不穩，要用一張凳子撐著，慢慢地挪，根本沒法上樓梯。以前，閆超替姥姥推拿、針灸，治療過背部，還在肩部和腰部，做過拔罐，穴位注射（也叫水針療法）。

有一天，他去探望姥姥，他忽然想，爲什麼不用朱老師拉筋方法試試？姥姥只能躺在床上，於是他幫老人家在床上進行橫拉。開始時，還真的拉不動，橫拉她兩腿，只能打開三十度，開得很慢，很痛，她叫起來。閆超便跟姥姥聊天，聊些她高興的事，讓她回憶，分散她的注意力。漸漸地，閆超幫她拉到四十五度，過了一會，拉到六十度，七十五度，一個多小時後，竟然拉成了九十度。

這時，閆超拉累了，到外面客廳倒了杯茶，喝了兩口，再上了趟廁所。回來再看姥姥，啊，姥姥竟然自己從床上坐了起來，這是多年沒有過的事情——過去姥姥需要別人協助才能從床上坐起來。之後讓她下床，姥姥下了床，還能直著身子站起來，能用拐杖走兩步。這拐杖自從她八十歲以來就不大用了。姥姥平日弓著身，只有一・四米高，這下直起身，他發現，姥姥有一・六米高，這是他看到的拉筋最神奇的一次。

其實，平日任何人拉筋，都可以不同程度地改善肌肉的勞損情況。

朱增祥認爲，拉筋每條腿不能少於十分鐘，不夠時間就沒有效果。生物力學說，時間是很重要的。寧願時間分段，也要拉得長。

對於長期伏案工作的人來說，拉筋太重要了。拉筋是對腰背肌肉群的拉伸。如果腰背肌肉群比較鬆弛，就不會出現腰椎間盤突出了。

閆超說：「拉筋是診斷、治療和預防的三位一體，三者都兼顧了。」

十二、主動拉筋法

《拉筋法劃分》

關於拉筋的分類，我發現有幾種分法：一是按主動與被動劃分，分為主動拉筋與被動拉筋；二是按腿的直橫劃分，分為直腿直拉與直腿橫拉；三是按體位劃分，分為立位、坐位和臥位拉筋。下面是主動拉筋與被動拉筋的優缺點。

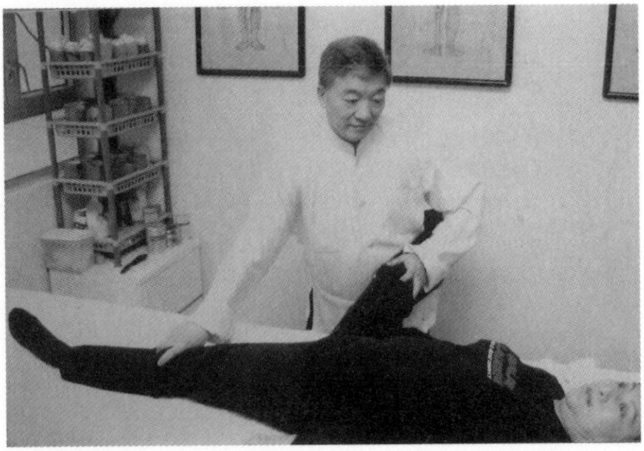

▲朱增祥正在示範臥位側（橫）拉手法

被動拉筋

被動拉筋是指患者需要在醫生和他人協助下進行的拉筋，有下列優缺點：

優點：

A、醫生可幫助患者拉過痛點

B、拉筋拉到位的速度較快

C、效果顯著

缺點：

A、劇痛來得突然

B、令膽小怕痛的人產生恐懼

C、因恐懼而不能放鬆肌肉

主動拉筋

主動拉筋是指患者不需要醫生和他人協助，自行拉筋，有下列優缺點：

優點：

A、不需要他人幫助

B、減輕患者的心理壓力和恐懼

C、可以每天堅持，成爲一種長期的保健運動

D、持續堅持效果也很顯著

缺點：

A、沒有醫生指點可能動作不正確

B、拉筋拉到位的速度較慢

《主動拉筋的幾種姿勢》

主動拉筋的方法很多，朱增祥總結如下：

1、立位拉筋法

2、臥位拉筋法（包括四種）

兩種拉筋法，朱增祥更推崇臥位拉筋法。他認爲臥位拉筋最安全；立位拉筋有很多好處，但如果人在肌肉疲勞時強行練習，可能會導致腰椎間盤突出，立位彎腰壓腿也可能導致頭暈現象，雖然可能性不太大，但其安全係數顯然不如臥位拉筋。

臥位拉筋法因爲是躺著做動作，不需轉動腰部，腰椎放鬆所以不會拉傷腰部，或導致腰椎間盤突出症。

下面介紹四種臥位拉筋法。

※臥位拉筋法的注意事項：

朱增祥強調，凡是有高血壓、心臟病、骨質疏鬆症、長期體弱者，一定要先請示醫生。因爲拉筋時，有筋縮症的人一定會很痛，在忍受疼痛時，會產生心跳加快，血壓會升高；骨質疏鬆的患者，需慎防骨折、骨裂；體弱者有可能因疼痛而暈厥。

臥位直腿直拉法

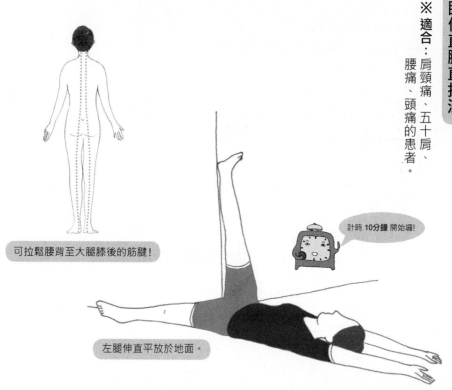

※適合：肩頸痛、五十肩、腰痛、頭痛的患者。

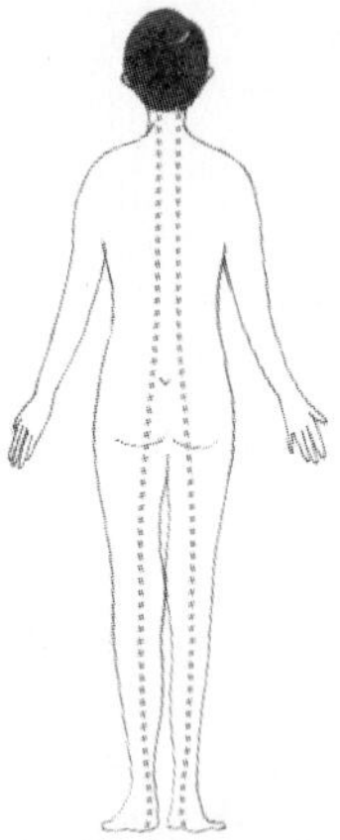

可拉鬆腰背至大腿膝後的筋腱！

左腿伸直平放於地面。

主動拉筋：臥位直腿直拉法　難易度★★

1.先仰臥在平地上，右腿伸直，靠在牆上或門框上。

2.左腿也伸直，平放在地面上。

3.雙手舉起平放在地面上，做十分鐘。

4.然後再依上述方法，左右腿替換，做十分鐘。

臥位直腿橫拉法

※適合：經痛、痔瘡者、便秘者、膝蓋痛、腳痛者。

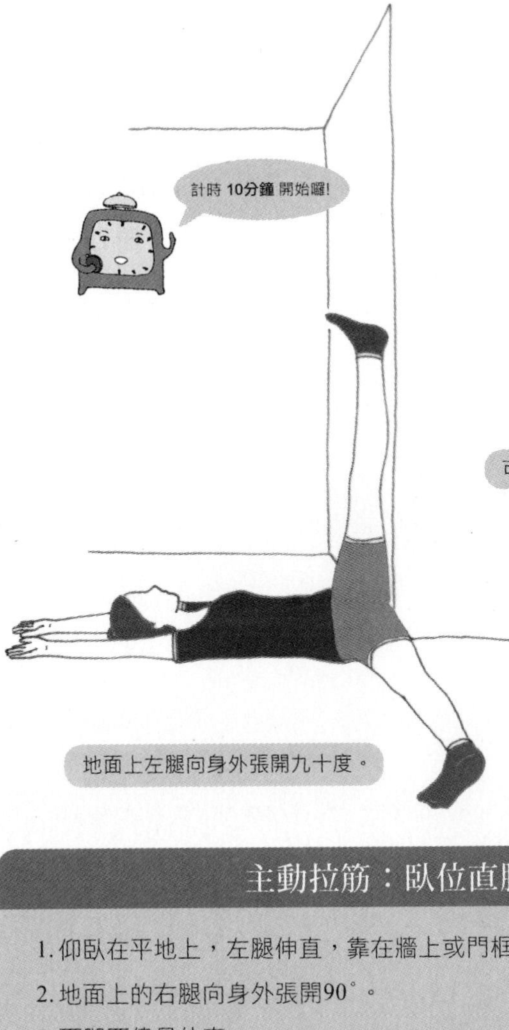

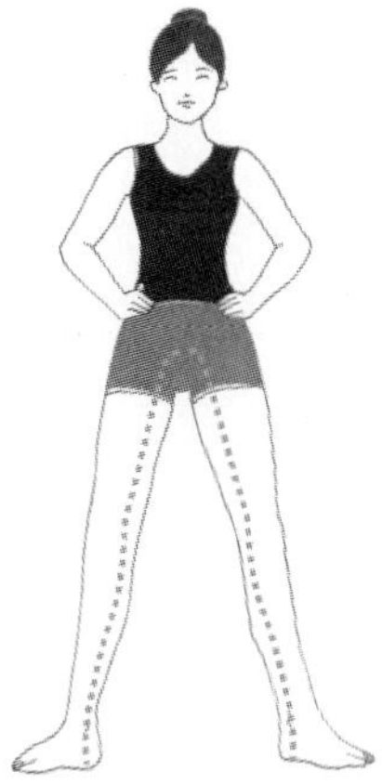
可拉鬆腹股溝內的韌帶腱!

主動拉筋：臥位直腿橫拉法　難易度★★★★

1. 仰臥在平地上，左腿伸直，靠在牆上或門框上。
2. 地面上的右腿向身外張開90°。
3. 兩腿要儘量伸直。

臥位拉筋鬆髖法

※全面性的拉筋。

適合：所有痛症，對於各式慢性病具有顯著療效。

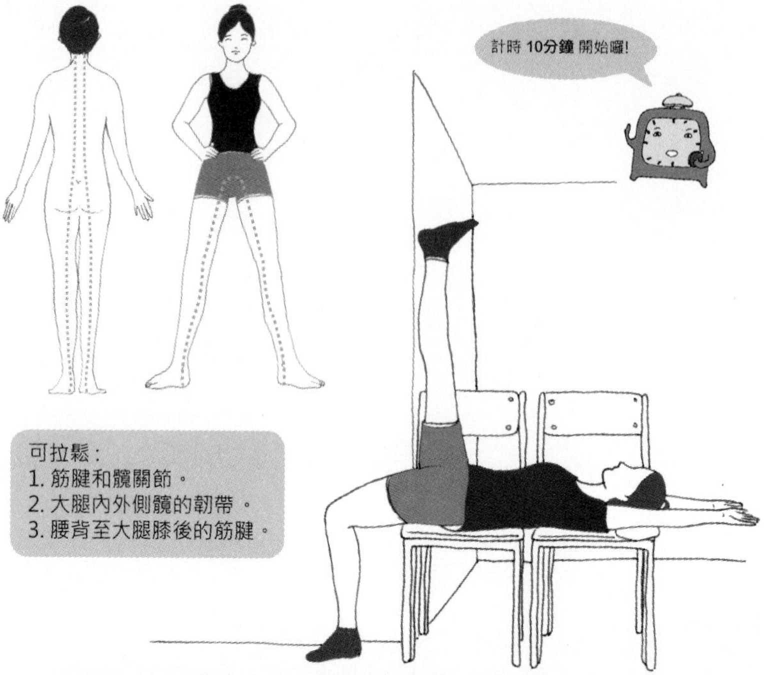

可拉鬆：
1. 筋腱和髖關節。
2. 大腿內外側髖的韌帶。
3. 腰背至大腿膝後的筋腱。

主動拉筋：臥位拉筋鬆髖法　難易度★★

1. 將兩張堅固的椅子並列靠在牆角上，先坐在靠牆的椅邊上，臀部儘量移到牆角，右腳向上伸直靠在牆上。
2. 左腳屈膝落地，儘量觸及地面——也可用踏自行車的姿勢擺動——以便放鬆髖部的關節。
3. 雙手舉起來平放在椅子上，做十分鐘。
4. 然後移動椅子到另一牆邊，再依上述方式，轉換另一條腿做十分鐘。如上頁圖所示。

臥位拉筋鬆髖橫拉法

※適合：經痛、痔瘡者、便秘者、膝蓋痛、腳痛者。

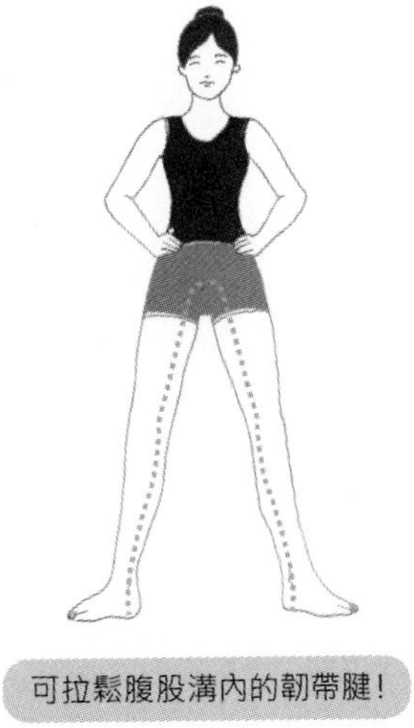
可拉鬆腹股溝內的韌帶腱！

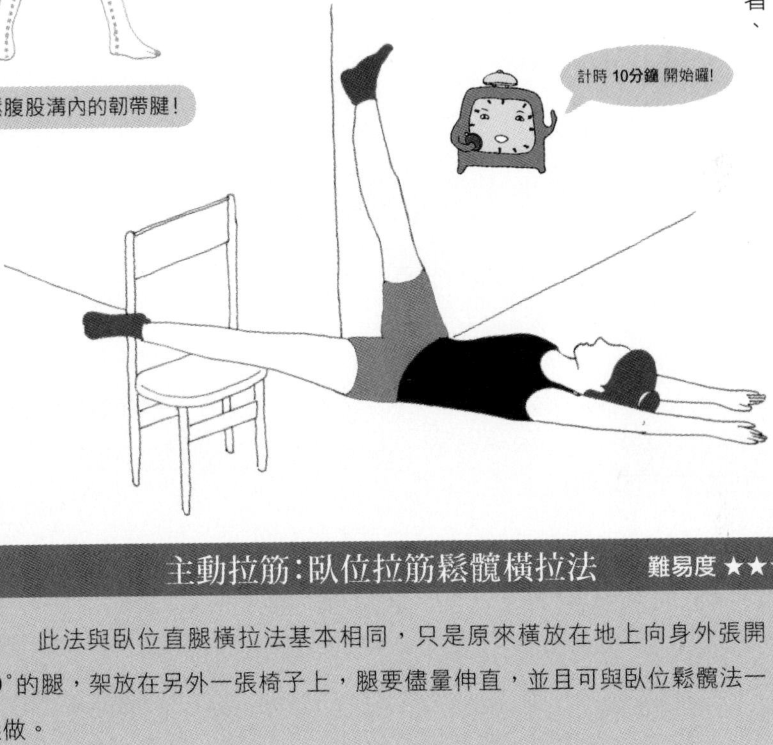
計時 10分鐘 開始囉！

主動拉筋：臥位拉筋鬆髖橫拉法 難易度★★★★

此法與臥位直腿橫拉法基本相同，只是原來橫放在地上向身外張開90°的腿，架放在另外一張椅子上，腿要儘量伸直，並且可與臥位鬆髖法一起做。

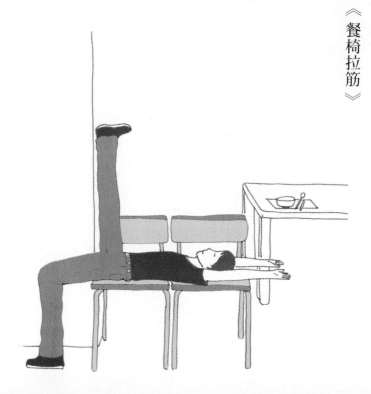

《餐椅拉筋》

餐椅拉筋

並非一定要有朱增祥發明的拉筋凳，我們才可以拉筋。拉筋有利健康，延年益壽，應因地制宜，隨時隨地拉筋。當然，飯後不宜拉筋。

上面是一張餐廳拉筋圖，將兩張餐椅並排，靠牆拉筋。我們在辦公室，也可用兩張辦公椅，靠牆或靠門框拉筋。注意，那種有輪子的辦公椅會滑動，不適合拉筋。

《窗台拉筋》

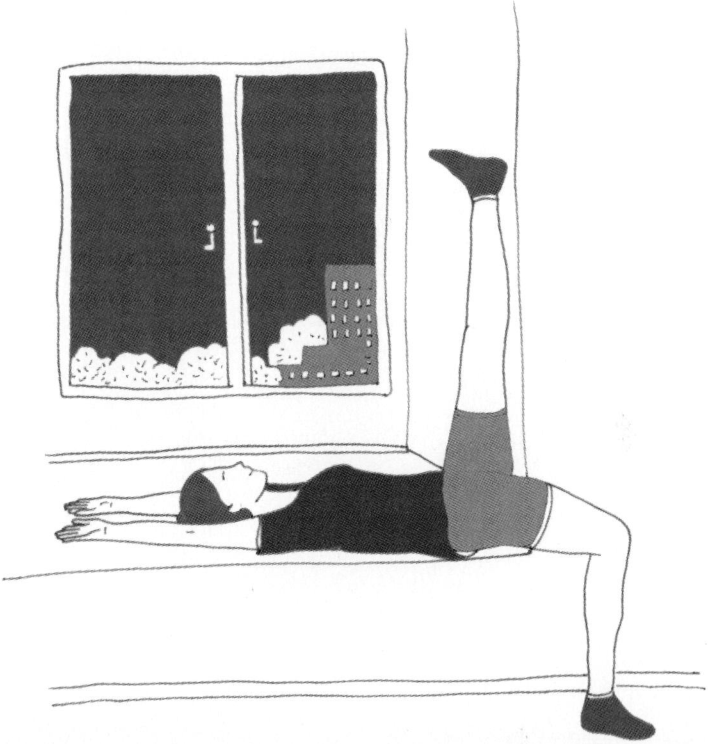

窗台拉筋

現在很多房子有窗台，窗台呈矩形或梯形向室外凸起，三面都有玻璃，窗台寬敞，適合拉筋。注意，背部、脊椎要躺好，不宜半個身體懸空，身體可以斜進去一些。

《亭柱拉筋》

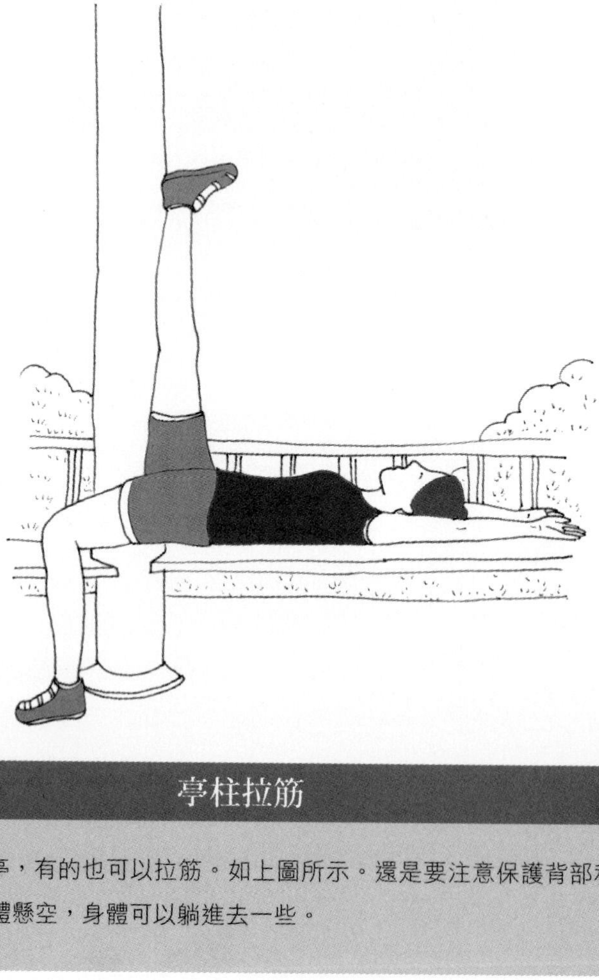

亭柱拉筋

公園中的涼亭，有的也可以拉筋。如上圖所示。還是要注意保護背部和脊椎，不宜半個身體懸空，身體可以躺進去一些。

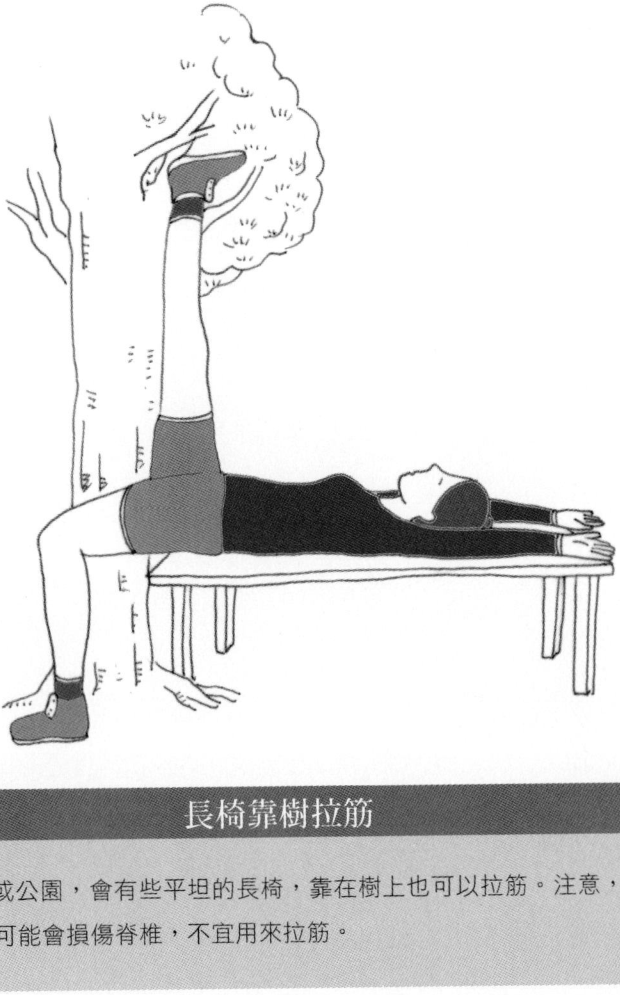

長椅靠樹拉筋

有的社區或公園，會有些平坦的長椅，靠在樹上也可以拉筋。注意，如果椅子不平坦，可能會損傷脊椎，不宜用來拉筋。

《吊樹拉筋》

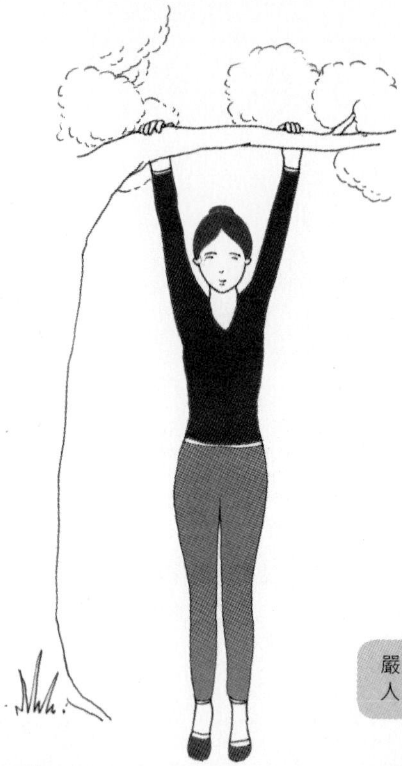

嚴重肩周炎患者及老人，腳不能離地。

吊樹拉筋

雙手將身體吊起來，可以防治肩周炎。朱增祥有個病人，家門口有棵樹，她吊在樹上治療，效果很不錯。當然，樹枝一定要有足夠的承受力，否則會折斷。年老體弱者，旁邊需要有人保護。最好的辦法是吊在單槓上。

《吊門框拉筋》

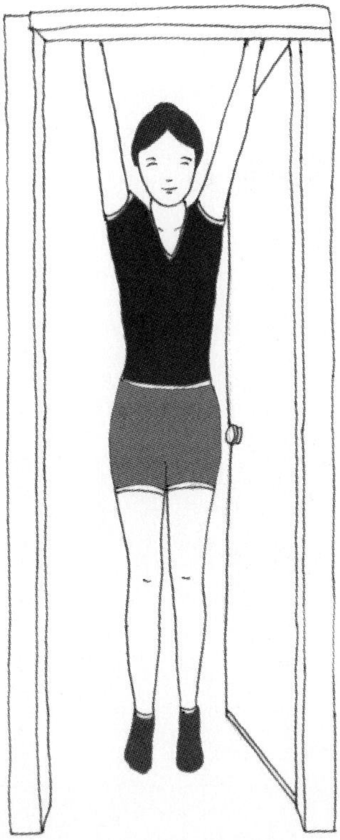

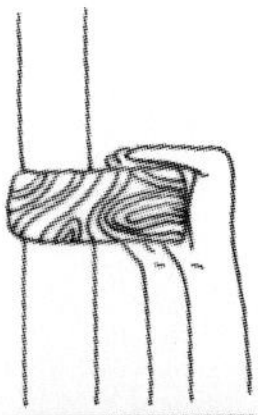

雙手抓緊門框

門框必須突出才方便抓，年老體弱者需有人看護！

嚴重肩周炎患者及老人，腳不能離地，可加小椅子墊腳！

吊門框拉筋

有的房子，門上方還有玻璃窗，門框中間的橫條，也可以用來拉筋——吊式拉筋，如上圖所示。注意，手抓的地方，可能不平甚或有木刺，最好戴手套比較安全。年老體弱者，旁邊需要有人保護。

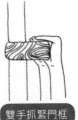

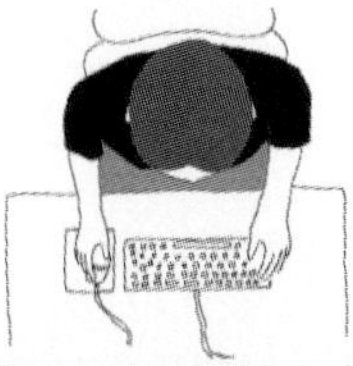

第三章

錯位與拉筋
復位治療

工作時要注意正確的姿勢，特別是彎腰取物時更要留神。平日也要多做一些腰背肌肉的鍛煉，以增強腰背肌力量，減低腰肌扭傷錯位發生的機會。

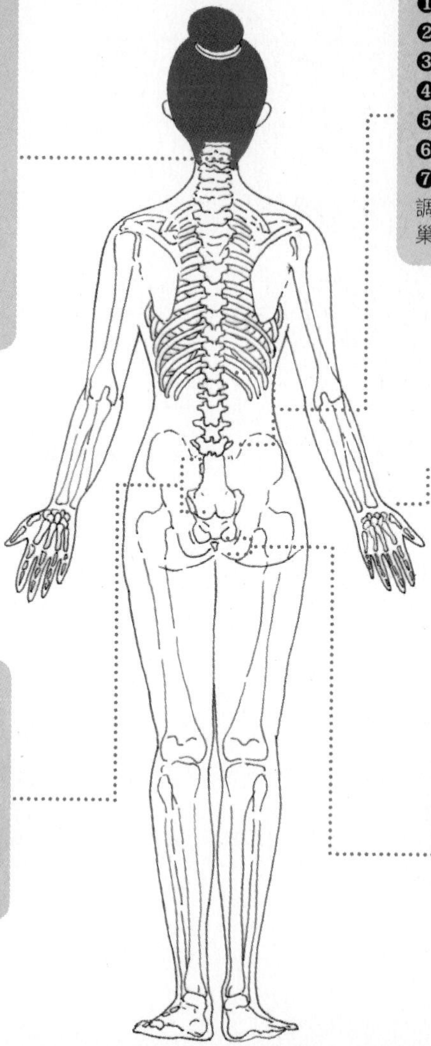
頸椎錯位：
❶ 頭痛。
❷ 暈眩。
❸ 臉麻痹。
❹ 耳鳴。
❺ 視物不清。
❻ 舌麻痺。
❼ 頸痛。
❽ 頸肌緊張。
❾ 肩臂不適。
❿ 肩臂痛。
⓫ 手麻痹。
⓬ 觸摸皮膚時有刺痛感。
腰椎錯位：
❶ 腰背痛。
❷ 下肢酸軟。
❸ 腿麻痹。
❹ 不能彎腰。
❺ 不能下腰。
❻ 膝痛。
❼ 各類婦女病，如月經不調、經痛、子宮肌瘤、卵巢囊腫、腹腱炎等等。
腕骨錯位：
❶ 手指麻痺。
❷ 手腕無力。
❸ 手腕疼痛。
❹ 手腕不能旋轉。
❺ 腕部腫痛。
❻ 抓、握、拎、托、提等動作有困難等。
骶髂關節錯位：
❶ 腰背痛。
❷ 不能彎腰。
❸ 行走困難。
❹ 膝關節痛。
❺ 各類婦女病，如月經不調、經痛、子宮肌瘤、卵巢囊腫、腹腱炎等等。
尾椎錯位：
❶ 坐立不安。
❷尾骨處有疼痛感。
❸包括頸椎、胸椎、腰椎錯位等病症。

脊椎錯位可能帶來的症狀

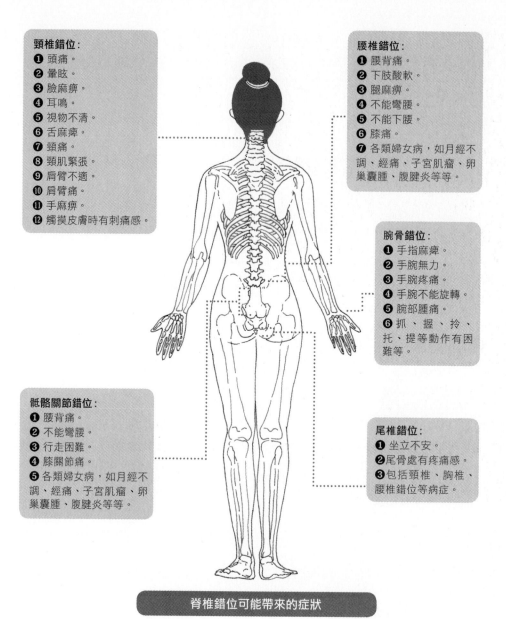

一、錯位是什麼

《朱增祥說錯位》

錯位這個名稱，聽起來似乎很熟悉，中醫、西醫都有這樣的說法，在朱增祥看來，其成因有很多，比如，坐姿不正確，遭受意外撞擊，或側身提拿物品，或側身躺著看電視，或長期單手托盤等眾多原因造成。只要姿勢不正確、不平衡，頸、胸、腰、腕、踝關節都可能錯位

錯位可分爲：

1、急性錯位，症狀是突發性的。

2、慢性錯位，逐漸加重的。

如今使用電腦日益普及，因長時間姿勢不正確而引起的頸椎、腰椎、胸椎、腕骨錯位的病人愈來愈多，但真正知道此病原因的人並不多。現在，不是沒有醫生懂得治療這類病，中醫西醫都有辦法醫治錯位，療效也有，但得不到合適治療的病人卻仍然很多，即使是醫療技術極爲先進的美國，也不例外。

據新華社布魯塞爾二〇〇四年十一月時三日報導，錯位這種現代職業病的病發率，有嚴重上升的趨勢。單在歐盟國家中，發病人數已超過六千萬，每年給歐盟造成的經濟損失，約占歐盟國內生產總值的百分之〇・五到百分之二。美國的《新聞周刊》也有報導，美國約有六千五百萬人有腰背痛病，而腰背痛患者的醫療費，連同因腰背痛而降低的生產力，每年導致一千多億美元經濟損失。患者眾多，代價慘重，令各地政府也不得不正視這個問題。

儘管世界各地選用的病名不同，其主要症狀都是手、腕、肩、臂、背出現功能性損傷，

甚至完全失去活動功能，主因是長時間或高強度地重復同一動作。因此，不只是使用電腦的人會錯位，其他人士也會患上此症，只要你長時間或高強度地重復同一動作，在朱增祥看來，最後不是錯位，就是筋縮。

錯位症或筋縮症，通過X光甚至磁力共振檢測，也很難顯示出來。即使報告顯示有腰椎間盤突出症，但患者身體上的不適，也不一定是因此引起的。

有研究發現，很多時候，人們的腰背痛與其相應的解剖部位的所謂不正常，未必有直接關聯。曾經有研究人員，將九十八個健康的人送去接受核磁力共振檢查，結果發現其中三分之二的人腰椎間盤不正常，但他們卻不覺得有任何痛楚。有醫生認爲，同樣是腰椎間盤有裂痕的人，有些人痛得要命，有些人卻不覺痛楚，這可能與心理壓力相關。

在朱增祥看來，錯位就是椎體位置不正，有的只是一線之差，所以也稱爲錯線。雖然上下椎骨相對的位置只差一線，但在身體內造成的變化就可能非常大，真是「失之毫釐，差之千里」。骨與骨之間只要有輕微的錯移、歪斜，就會引起周圍正常軟組織緊張、紊亂，各類神經就可能做出莫名其妙的反應，連患者本身也不知道發生了什麼問題，所以他們根本說不清楚是什麼引起這種病，何時開始發病的等等。

如果病人未能交代清楚，醫生又如何診斷呢？只好透過一系列的全面檢查，看看到底何處出了問題。只要發現有異常，他們會一口斷定這就是病源，依此向患者解說，並加以藥物治療。若仍未能解決問題，可以做物理治療、看脊椎神經科或是開刀。

很多美國人以爲選擇開刀，做「脊骨聚合手術」（spinal fusion surgery），可以快點遠離痛楚。一九九六至二〇〇一年間，「脊骨聚合手術」的手術宗數急增七成七，可惜很多都沒有療效，有部分人的痛楚只是減少了，卻沒有消失，還需不時服食止痛藥。朱增祥認爲，治病必先治其本，若錯位的地方沒有重定，筋縮部位沒有拉鬆，問題仍然沒有解決，單做手術是解決不了問題的。

病人經歷了長期折磨後，最後得到的結論可能是精神有問題，被介紹轉看精神科。患者外表看似健康、正常，很可能引起家人的誤解和同事的反感，認爲他一定是裝病、偷懶，只想收錢不願做事，或是想騙工傷賠償。這痛苦只有患者自己才明白。既說不清，又治不好，想找到一位能治好他的醫生？難！難！難！

有時因爲某一次拿重物，或抱小孩、搬東西，或打球、踢球滑跌一下，就可能引起腰、背、腿和手臂疼痛，但以上所述的並不是病因，只是誘發因素而已。病人的主訴、症狀，加上其他醫生的診斷、X光檢查、磁力共振的結果，都不一定能找出真正的病源。

朱增祥往往是在病人描述的眾多症候中，提出幾個主症，再反問病人，是否曾經跌倒、滑倒，或撞到尾骨，或敲鍵盤時姿勢不正確，以及平日的工作性質和動作，細心聆聽、追問、記錄和分析，從誘因及症狀中找出病源，最後知道疾病關鍵所在，才能真正地把病症連根拔起。

《朱增祥說重定》

一樁錯位可以造成如此多的風波，其實朱增祥過去只要手法重定和拉筋，便能醫治。重定後，患者一定要注意正確姿勢，不再重犯，才可徹底解決病症。重定也可稱爲用手法進行錯誤位置的微調。這種輕微的調正，可以達到所有筋、腱、骨、肉之間的平衡，使患者回復到正常的體位，把一切緊張、疼痛的問題緩解鬆弛。只要明白個中因由，對朱增祥來說，治癒其實是很容易的。

有一位病人，因駕車時嘔吐、頭痛，立即入院檢查，住院兩天，做了各項檢查後，醫生通知他可以出院了，說他什麼問題也沒有。但他明顯感覺不適，後來就找朱增祥診治。朱增祥經過詳細詢問和檢查之後，發覺他原來是使用電腦時姿勢不正確，令頸椎及胸椎錯了位，才得此症。朱增祥立即替他重定，他的頭很快就不痛了，坐車也不再嘔吐，全身都覺得輕鬆了。

一切就是這樣簡單！

另外有一位餐廳服務員，每天的主要工作就是端菜，十幾年如一日，一直相安無事。但有一次，他因爲太疲倦，單手托著碗碟既多又重，不慎扭傷了手腕。他開始感覺用不上力，但手卻不能停，因爲不工作就沒飯吃，不得不做。漸漸地，肩、背、手臂也痛起來。他只好四處求醫，中、西醫看過不少，看完病後，腕、肩、臂、肘、背部病情均有所減輕，就是除不了根，即使僅工作半天，全身也會不舒服。

你知道是什麼原因嗎？

朱增祥認爲，這主因其實是腕骨錯位，由於得不到及時適當的治療，又需繼續工作，因此他只好向肩肘部借力，導致病情逐漸向肘、臂、肩、背部伸延，最終令全身感覺不適。後來經各科醫生的治療，肌肉和筋腱確實是放鬆了，但是腕關節未能重定，因此症狀無法消除。關鍵是腕關節必須用手法重定，只要腕關節重定後，其他症狀的治療就容易得多了。這位病人在朱增祥診所經過腕關節重定後，再進行其他關節的重定手法，然後休息一段時間，逐步鍛煉，使全身各部位真正地回復正常，病況完全解決。

專欄⑪——重定與聽聲　朱增祥

人體的關節若有錯位，活動時錯位的關節便會發出「啪啪」的聲響。當病人身體感到不適時，就會很自然地做出反應性的動作，通常聽到「啪啪」聲後，疼痛的部位自覺好像放鬆了。這種聲音是從錯位的部位發出的，過了一段時間又感不適，又會再做一次動作，久而久之，變成一種不自覺的自然動作，可稱為習慣性。

病人身上的錯位，帶來的是工作的不便和生活上的痛苦。很想找一位醫生治療，可惜看遍中西醫生，也只能解決一時的疼痛，始終還是除不了根源。長期的推拿、按摩、針灸、敷藥、服中藥等，都不能根除；服西藥止痛、放鬆肌肉、做物理治療，也只是暫時性；請脊椎神經科醫生手法治療，有部分的人是痊癒了，亦有些病人離不開醫生的長期治療；脊椎神經科醫生施手法時，也有很多「啪啪」聲，據病人表示通常要連續求診多次。

我認為，錯了位就一定要做手法重定，但手法只需做一次，即使錯了位的關節一次便可重定。重定後病人的症狀、痛楚，大多會立即消失，但有部分病人因錯位的時間太長，造成筋和肌肉的勞損、攣縮，亦有些是腿腰背頸的大筋收縮了，便必須配合拉筋鍛煉來放鬆筋肌。只要錯位的地方復了位，就沒有必要再接受治療，只要教導病人在家自行做拉筋鍛煉便可。若有些病人因造成錯位的不良姿勢未曾糾正，所以短時間內再度錯位，醫生就必須幫助病人找出原因，改正欠佳的工作環境和不良姿勢，才能徹底根治。

還有一些病人做手法時，雖聽到「啪啪」聲，卻感覺不到病況有好轉跡象，下一步就是找出其他病源，然後繼續治療。他們告訴我，平日活動身體時也會聽到「啪」聲，這就是重定嗎？不，這不是重定，只是一種放鬆的動作，跟手法有別。醫生必須告誡病人，重定後不可再做這些動作，否則容易再次錯位，千萬要改掉這種壞習慣！

最後，要告訴醫師們的是，凡平時在做瑜伽和柔軟體操的病人，往往很難成功做到手法，病人必須暫停不做這類運動一周，才能在運用手法時聽到聲音，達到重定目的。

二、胸椎錯位及病例

《胸椎錯位》

人體的脊柱既可前彎、後伸，亦能左右側彎、左右旋轉，但若身軀突然扭動，或胸部脊柱過度旋轉，或胸部直接受到暴力衝擊，或活動時姿勢不正（例如長時間的坐姿不正確、側向一方）或用力不當，皆可能引致胸椎錯位。

使用電腦時，若經常側著身軀，即使側身的角度只有區區五度或十度，但日子久了，患者便會因胸椎錯了位而身體感到不適；又或搬重物、抱小孩、不小心跌倒……總之姿勢有錯，同樣會令胸椎受到傷害。

胸椎錯位可以引起胸背痛、背頸肌肉繃緊、僵硬的背肌勞損，不能提取重物，即使不太重的，也只能短時間拿著，嚴重者可能造成頭痛，甚至噁心、嘔吐，胸悶透不過氣，手臂就像患「五十肩」般不能抬高或牽拉至肩部，時有醫生誤診為肩周炎。但當施治手法重定後，這些症狀便即時減輕或消失。雖然長期肌肉和筋腱的繃緊和不適症狀不能一次性解決，但只要有足夠的休息，患者注意身體保暖，並保持良好的姿勢，提防不再引起錯位，病情便會逐漸減輕，恢復正常。

上半部的胸椎（第一至第七節）錯位，可以彎腰，但上背部的彎度會受阻，若下半部胸椎（第八至第十二節）錯位則彎腰的度數更小。胸椎錯位亦會引起腰痛、髖關節痛、膝腫痛、踝關節痛、髂關節和臀部外側肌肉疼痛，下蹲時兩膝會有高低之別。胸椎錯位的人，除覺得背部不適外，有時亦會感覺手部麻痹，使不上力，這可能是因錯了位的胸椎壓著神經線所致。不僅如此，胸椎錯位亦可能令患者的內臟感覺不適：第六節、第七節胸椎錯位，會影響腸胃，引致胃痛痙攣等症狀；亦有患者可能覺得心臟不適、心律不齊、心跳急速、胸脅痛等。當其中一節胸椎錯位時，另一方的肌肉自然而然便會遷就它，錯位時間久了，就會引起肌肉僵硬、繃緊，造成肌肉疲勞。此外，胸椎錯位亦會引起眩暈、噁心等症狀。

有幾類人較容易患上胸椎錯位，包括常背著沈重信件袋的郵差、經常搬抱病人的醫護人員、需照顧弱能人士的看護保姆、常使用電腦但電腦位置卻放置不當的人、在餐廳工作的服務員、牙醫……這當中除了使用電腦者可改善工作環境外，其他人士的工作性質都較難改變，因此患者若不能轉換工作，被醫治重定後再上班工作，工作時姿勢稍有不當，便會再次引致錯位。

其實，平日注意自己的工作、活動時的姿勢，避免不正確的體位，多做一些鍛煉身體的動作，例如拉筋有助加強腰背頸部肌肉的彈性，同時注意身體的保暖，便能減少錯位的發生。

《胸椎錯位可能帶來的症狀》

胸椎錯位，可能導致下列二十七種症狀：

1、頭痛，偏頭痛
2、頭眩暈，耳鳴
3、反胃，嘔吐，空肚會吐白沫，飽肚會嘔
4、肩膊痛，手臂不能向上舉或背屈，似肩周炎，有火灼感
5、手痛，手麻痹，肘前臂酸痛不能用力打球、拿東西
6、背痛
7、胸悶

8、呼吸不暢順
9、心跳加速
10、心律不齊
11、肋間神經痛
12、胃痛
13、腰痛，不能正常彎腰，腿麻痹及抽搐
14、胸脅痛，提物跑動時疼痛加劇並咳嗽
15、膝腫痛，不能下蹲
16、踝關節痛
17、髖關節痛
18、腳跟，腳趾疼痛
19、部分人會有眼閃
20、視覺疲憊
21、食辣時會腰痛
22、噯氣，屁多
23、常感枕頭、床褥不舒適
24、自感有長短腿
25、臀部有灼熱感
26、精神不振
27、出冷汗

如下頁圖所示：

胸椎錯位症狀：

❶ 頭痛，偏頭痛。
❷ 頭眩暈，耳鳴。
❸ 反胃，嘔吐，空肚會吐白沫，飽肚會嘔。
❹ 肩膊痛，手臂不能向上舉或背屈，似肩周炎，有火灼感。
❺ 手痛，手麻痹，肘前臂酸痛不能用力打球、拿東西。
❻ 背痛。
❼ 胸悶。
❽ 呼吸不暢順。
❾ 心跳加速。
❿ 心律不齊。
⓫ 肋間神經痛。
⓬ 胃痛。
⓭ 腰痛，不能正常彎腰，腿麻痹及抽搐。

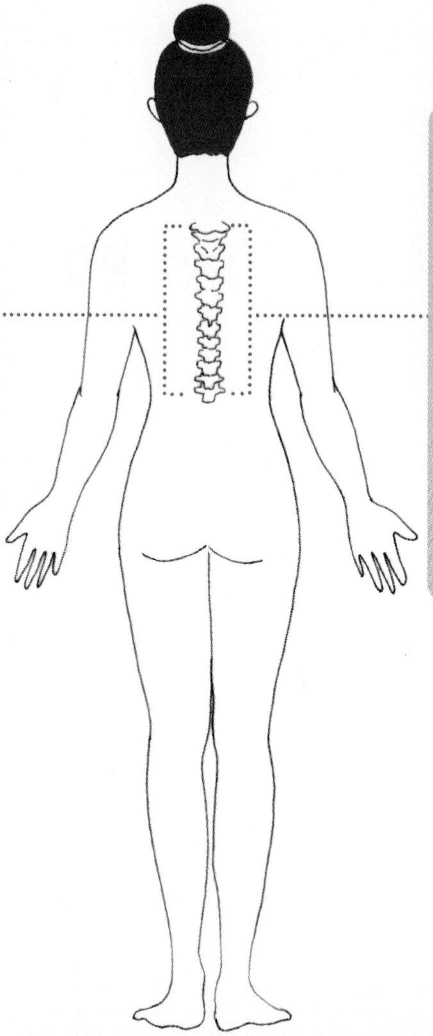

⓮ 胸脅痛，提物跑動時疼痛加劇並咳嗽。
⓯ 膝腫痛，不能下蹲。
⓰ 踝關節痛。
⓱ 髖關節痛。
⓲ 腳跟，腳趾疼痛。
⓳ 部分人會有眼閃。
⓴ 視覺疲憊。
㉑ 食辣時會腰痛。
㉒ 噯氣，屁多。
㉓ 常感枕頭、床褥不舒適。
㉔ 自感有長短腿。
㉕ 臀部有灼熱感。
㉖ 精神不振。
㉗ 出冷汗。

胸椎錯位可能帶來的症狀

《病例：胸椎錯位引發膝痛》

香港余女士，四十四歲，經常感覺雙膝關節疼痛，每次下蹲後，想起身都很困難，下樓梯時更感痛楚。在醫院用X光檢查，顯示雙膝有骨刺。她平日練習跳舞，還做拉筋運動。

朱增祥替她治療，採用的是腰臥位推扳手法，可以聽到左右各有一異聲，表明腰椎有錯位。朱增祥用胸椎按壓手法，發現第十節至第六節胸椎有錯位。朱增祥又用棍針，刮鬆她雙膝韌帶。治療後，余女士雙膝不再感覺痛了，蹲下去再起來，也沒問題。

朱增祥認為：胸椎錯位不單會影響胸、背痛，也會導致膝痛。雖然X光檢查，余女士雙膝有骨刺，但實際情況卻是：她因胸椎錯位引起雙膝關節疼痛，否則治療後痛楚就不會消失！

在朱增祥看來，有骨刺的病人也是可以正常生活的。不是每個人的骨刺都會有痛感，有的人身上有好幾處骨刺，卻從未感覺這些骨刺給自己帶來痛苦和不便。有些人因為身體疼痛，到醫院求醫，但醫生往往束手無策，很難醫治，待用科學儀器檢查，得知病人生有骨刺後，便將病源歸咎於骨刺上，許多無辜的病人因此要接受手術。

可惜手術後病情並無好轉，對此，醫生的回應往往是：「我盡了最大的努力幫你，但根據目前的情況，最好是做物理治療或其他方法。」

就這樣將病人送走了。所以，連朱增祥都認為，病人看醫生，有時也要碰運氣。

《治療胸椎錯位的臥位按壓法》

治療錯位的重定手法力度極不易掌握，朱增祥曾有一個徒弟，不小心將患者的肋骨壓斷了，最後只好請朱增祥出手醫治，雖然患者康復後向朱增祥表示感謝，但朱增祥從此總結經驗教訓，特別向讀者忠告：所有朱氏重定手法，非註冊專業醫生切勿模仿，否則後果自負。

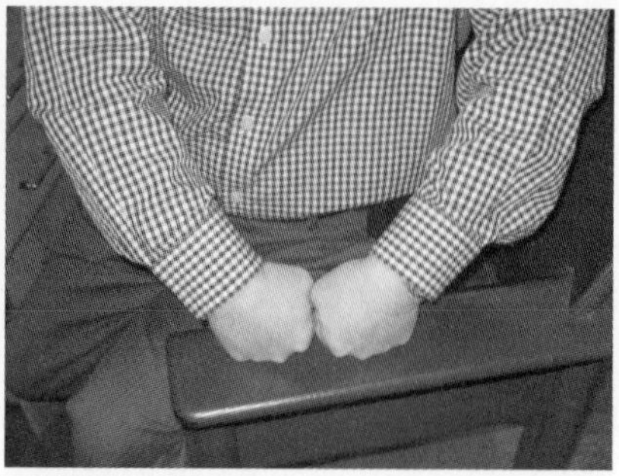
▲ 朱增祥按壓手法 (1)

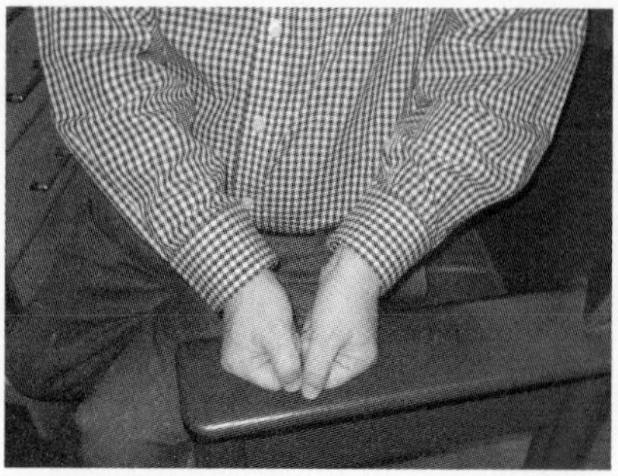
▲ 朱增祥按壓手法 (2)

《病例：跌跤引發胸椎錯位》

有位二十多歲的女士找朱增祥看病，兩天前，她不小心在地鐵站跌了一跤，左邊身體先落地，左膝摔傷了，總覺得膝痛，上身的左邊也不舒服，走路起來一瘸一瘸的。

朱增祥替她做屈膝和屈髖檢查，發現她可以活動自如，顯示她的膝關節及髖關節都沒有問題——如果受傷的話，就不可能活動自如。朱增祥再替她做胸椎按壓手法，發現有異聲。在胸椎重定後，她全身不再感到不適，走起路來也不再一瘸一瘸了。

這個病例，是因為患者跌倒時側身著地，胸椎受壓而引起錯位，結果導致膝痛和左邊身軀不適。朱增祥替她做屈膝和屈髖檢查，確定膝關節及髖關節沒有受傷，因為有時候跌倒會傷及這些關節。

中醫批評那些庸醫是「頭痛醫頭，腳痛醫腳」。像這個病例，朱增祥認為，如果只替患者用藥酒擦腳，再敷上膏藥，估計再看十次八次也不會痊癒。當然，針灸、推拿、物理治療，或建議患者多休息，也許會對病況有所幫助，卻無法解決根本問題。可惜很少人知道，胸椎錯位也會使膝部和腿部產生痛症！

《胸椎按壓法可醫病亦能致病》

胸椎錯位會引起很多症狀，凡有錯位的，必須用胸椎按壓法治療。但朱增祥特別提醒徒弟及讀者注意，這個手法看起來很容易，其實是非常難掌握的，一般人士根本就不要嘗試，因為胸椎按壓法既可醫病也能致病！

朱增祥強調：做手法時必須與病人配合呼吸，當醫師按壓時，病人一定要同時呼出胸中之氣，決不可以閉氣或吸氣，只要其中一次手法按壓時配合不好，就會引起岔氣，又名閃氣，氣留胸腔，漸漸造成呼吸疼痛，咳嗽時會覺得痛苦，甚至不能舉手，不能上下樓梯，不能拿東西等等。因此，做胸椎按壓法時須格外小心。

做胸椎按壓法時容易出現意外的人群：

1、年紀較大的老人

2、膽小怕痛的人

3、反應較慢的人

上述三種人之所以容易出現意外，主要因爲不能與醫師好好地合作，相互配合，事發後又往往不即時打電話，或回診所再找醫生，而是另外找別的醫生看，吃些止痛藥或中藥，治療效果大多不會太理想。有的人經過幾天甚至十幾天才打電話找朱增祥，白白受了不少痛苦。

朱增祥說，岔氣（閃氣），在中醫傷科中，是可以醫治的，治療方法有針灸、推拿、服中藥等，現在還可以用哈磁五行針，效果都很理想。只要弄清楚疼痛的部位和性質，就不難解決。這種病多數是在病人回家後，疼痛漸漸加重，施手法時很少立即覺得劇痛，醫生亦會疏忽，但一定可以根治。

如果某位醫生會治岔氣（閃氣）病，他一定也能治好按壓後的痛症。

這種痛，其實是一股氣，有時這股氣會走動，也就是疼痛的部位會變動，推拿或哈磁針的位置，一定要追著疼痛點進行治療。

朱增祥有一張專治岔氣（閃氣）的處方，是他的老師傳下的，行氣活血，止痛調和，效果很好，藥方如下，不必加減：

紅蘇木	五錢
全當歸	三錢
川楝子	三錢
制乳沒	三錢
玄胡索	三錢
路路通	九隻
王不留行	四錢
赤白芍	各三錢
青陳皮	各錢半
佛手片	二錢
制香附	二錢
廣木香	三錢

方法：水四碗，煎八分，翻煎熱水二碗煎半碗。

三、腰椎錯位及病例

《腰椎錯位》

腰椎是人體中較容易受傷的部位。朱增祥根據腰椎受傷的過程、外力作用的性質，將腰椎受傷分爲急性損傷和慢性勞損。急性損傷是指因突然而來的暴力，或突然一個急轉身，又或彎腰的動作而引起的損傷。而慢性勞損是指人們在勞動過程中，因疲勞過度，或體位不正，引起左右兩側的肌肉長期受力不均勻，對腰椎牽拉力失去平衡而造成的。

當一個人身體肌肉疲勞，加上腰部突然扭閃、前屈或旋轉，便容易引致腰部扭傷。急性腰扭傷的患者，會立即感到腰部持續性劇痛，兩腳乏力，不能正常上下樓梯，且雙腿麻痹，感覺有如坐骨神經痛般，嚴重者甚至不能活動、轉身、起床，甚至咳嗽和深呼吸都會讓疼痛增加。

慢性腰肌勞損則多因急性腰扭傷治療不當，或平日工作姿勢不正，日積月累下影響到腰背肌肉、筋膜等軟組織。患者的腰背部會感到酸痛，勞累時痛楚增加，休息後減輕；改變體位和推拿、針灸、火罐等治療，有助於減輕痛楚。

朱增祥認爲，上述病症的主因，其實就是腰椎錯位，只要放鬆腰背肌肉，再用手法重定，並多些休息，注意保暖，痛苦就能減輕。此外，工作時要注意正確的姿勢，特別是彎腰取物時更要留神。

平日也要多做一些腰背肌肉的鍛煉，以增強腰背肌力量，減低腰肌扭傷錯位發生的機會。

《腰椎錯位可能帶來的症狀》

1、腰背痛
2、下肢酸痛
3、腰麻痹
4、不能彎腰
5、不能下蹲
6、膝痛
7、各類婦科病

如下頁圖所示。

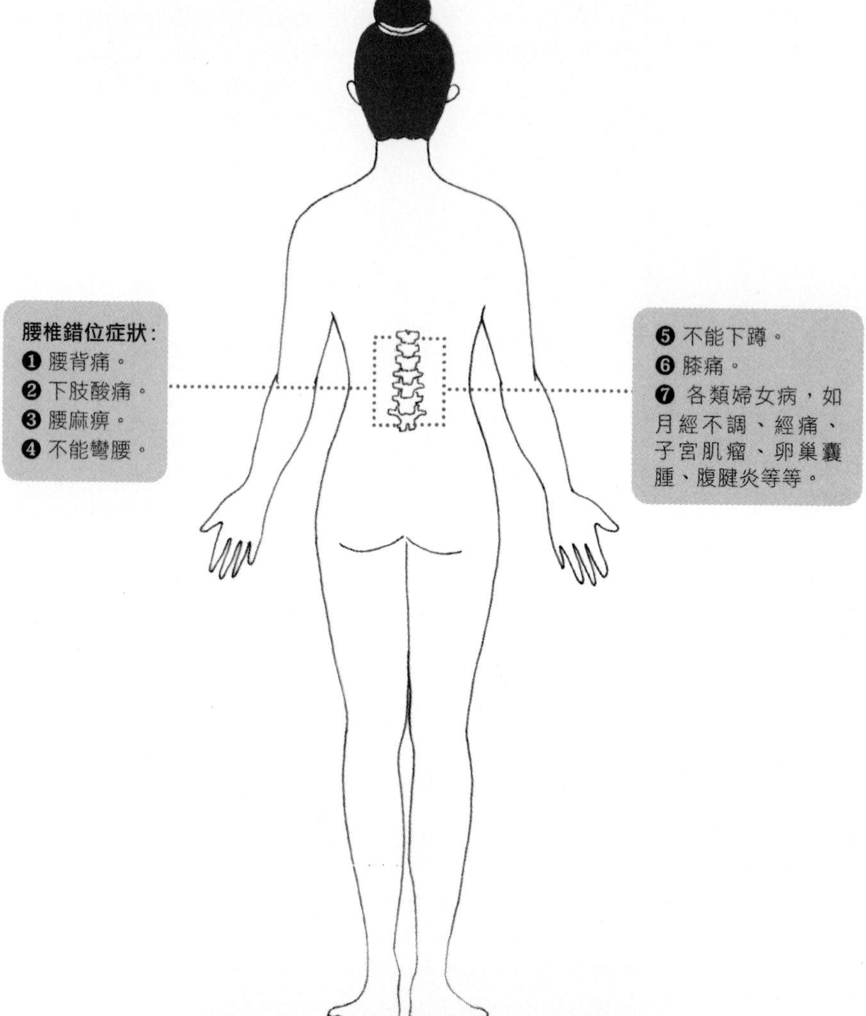
腰椎錯位症狀：
❶ 腰背痛。
❷ 下肢酸痛。
❸ 腰麻痹。
❹ 不能彎腰。
❺ 不能下蹲。
❻ 膝痛。
❼ 各類婦女病，如月經不調、經痛、子宮肌瘤、卵巢囊腫、腹腱炎等等。

腰椎錯位可能帶來的症狀

《病例：交通意外導致腰椎錯位》

二〇〇四年三月十九日，李先生不幸遭遇交通意外，撞傷了腰背部，自此不能正常活動。在意外發生前，他是一個健康、活躍好動的人，幾乎每天都做舉重、跑步等運動，這次意外奪去他參與運動的能力，令他不能再像過去一樣滑雪、打高爾夫球等等。他不停地求醫，除要做物理治療外，還要接受硬膜上的注射，每天要服用止痛藥和肌肉鬆弛劑。由於他的工作需要長時間駕駛和經常搬抬重物，服食大量藥物後又不適宜駕駛，醫生只能要求他暫停工作。

李先生先後看過不少於四名骨科專家，做過磁力共振、腰椎間盤X射線攝影術、肌動電流圖等檢驗，得到的結論就是：接受手術是惟一能替他減輕痛楚、重返工作崗位的方法。他開始和醫生商討「聚合手術」〈Fusion〉及Total Disc Replacement等不同的手術。

「聚合手術」是利用植入的骨骼，將接連受損腰椎間盤的脊椎融合一起，再用鈦金屬封合以防止移位，因此融合部位會失去活動能力，而且被連接的椎體也要承受額外的壓力。這實在不是一個好的方法，但是除此以外，別無他法。直至後來找到Total Disc Replacement方法，這種手術在歐洲已施用了十八年，但當時仍未獲許在美國施行。這種手術是將受損的腰椎間盤完全移除，然後植入醫療塑膠制的人工腰椎間盤，施術後患處仍有活動能力，相比之下，此法較爲安全。自二〇〇四年十二月起，這手術可以在美國本土施行，所以李先生和醫生決定選擇這種方法，並安排於二〇〇五年五月十七日接受手術。

到了四月，所有事務已安排妥當，只等做手術的日子來臨，就在此時，他的夫人邦妮需到中國出差。因爲在手術後他會有一段時間不能旅遊，他們夫婦決定一同前往。在旅途上，朋友保羅瞭解到他的情況，建議他去見朱增祥醫師，並告訴他朱增祥的治脊手法與眾不同。

前所未見的，他也不瞭解爲什麼要這麼治。整個療程歷時約一小時，他開始感到活動度變大，腰背部也感覺輕鬆了很多，不過，他仍懷疑這種感覺究竟能持續多久。

沒有想到，朱增祥只爲他治療過一次，他就康復了八成，原定在五月的手術現在已經取消了。他一直遵從朱增祥的指示做拉筋健身運動，結果減掉了十多磅，身體日漸好轉。他萬萬沒有想到，自己居然還有能力再做跑步、舉重等運動！因爲他知道，即使接受手術，也不能保證一定可以復原，更何況做手術會有很多後遺症的。

之後，他深信只要依照朱增祥和他著作上的指引做，便可以繼續做他最喜愛的運動。

《圖：治療腰椎錯位的臥位推扳手法》

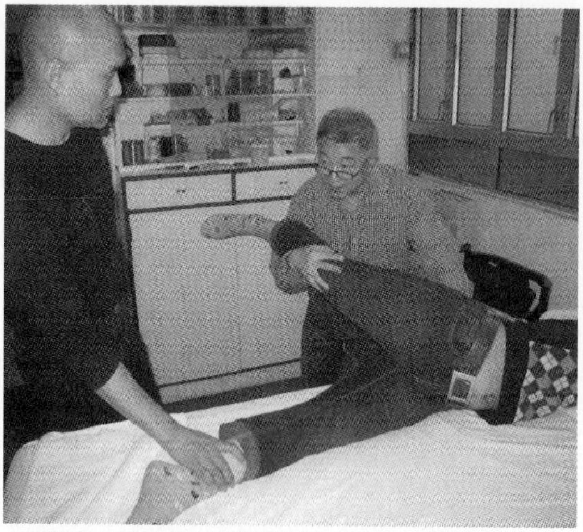

▲ 朱增祥正在用臥位推扳手法醫治腰椎錯位(非專業人士請勿模仿)

《病例：一名高級工程師的腰椎間盤突出症》

繆興，上海某建築設計院的一名高級工程師，從事設計工作已有二十多年，由於工作的特殊性，他常年趴在工作臺上，或坐在電腦前設計圖紙。特別是近十年來，上海在改革開放下，基本建設發展迅速，爲滿足建築設計市場的需要及施工現場進度要求，繆興經常保持一種姿勢，坐在電腦前連續十多小時畫圖紙。長期如此，他開始感覺腿腳痛，從腰部向腿部側面放射式地疼痛，並逐漸感到發麻，還難以下蹲。經過CT拍攝後，醫生診斷他得了「腰椎間盤第五節突出」，屬於職業病，確診至今已有十年。

十年來，他到過好幾家醫院求診。且經醫生介紹，曾經每天早上在上班前，到某區中醫推拿門診部做牽引、理療及推拿，時間長達一年，但療效不佳。他還到某地段醫院專科門診去打針，還依稀記得針藥水是由B12、地黃等中西藥組成。他還根據某報紙的報導，到某區老年醫院去打針，乳白色的藥水灌注入針筒內，針頭足有五寸長，往腰椎處打進去，頓時會感覺腿麻木至腳跟，以致兩小時內不能行走，每星期打一針，打了兩次後，沒有很好的效果，他害怕這種治療方式，便又停止了就醫。醫生還建議他開刀治療，但由於他工作繁忙，一直抽不出時間，同時也覺得腰部神經太多，萬一失誤會導致癱瘓，漸漸地他對自己的腰椎病失去了能治癒的信心。病就這樣一拖再拖，病情時好時壞，斷斷續續反復發作。

那年六月，和朋友聊天時，他無意中透露了自己的病情，熱心的朋友告訴他，她哥哥朱增祥，是香港著名中醫骨科醫生，從香港到上海來了，可以爲他治病。繆興抱著試運氣的想法，拜見了朱增祥。

朱增祥的治療方式果然與眾不同，他判定他的病是由於長時間保持同樣的姿勢，導致腰部至頸部的骨頭錯位。朱增祥用重定的方法爲他治病，讓他平臥在硬地板上，頭朝左側，並要求他全身盡可能地放鬆，然後他用雙手從病人的腰部全力地向上擠壓直至頸部，繆興感到有一股氣流朝頭部發射，腰至頸部的骨頭發出咯吱咯吱聲響，連站在一旁的人都能聽到。五分鐘後，朱增祥讓他站起來，並試著下蹲，他站起後感覺腰腿有久違了的輕鬆，與剛來就醫時的感覺完全不同，先前的痛楚消失了，更神奇的是，他竟然能夠自在地蹲下、站起。朱增祥囑咐他一定要每天堅持做腿部拉筋運動，使腰腿痛不再復發。

繆興離開朋友家的時候，已經全身舒適，一身輕鬆。朱增祥真是妙手回春，竟然能在短短幾分鐘內治癒了困擾他十年的病痛。

專欄⑫ 朱增祥治療效率不斷提高

朱增祥治療效率不斷提高，給每個病人治療的時間，不斷的縮短。這是他對自己的一個要求。

二十世紀八〇年代初，他大約四十分鐘治療一個病人，當時的治療手法包括推拿、按摩、正骨，依流程，要用大量時間推鬆了肌腱，才進行重定；後來發明了拉筋凳，讓病人先拉筋，一條腿拉十分鐘，再換另一條腿，也是十分鐘。二十分鐘之後，筋拉鬆了，才採用手法重定。這樣，重定手法十分鐘就能治療一個病人；再後來，重定手法只用五分鐘；現在，重定手法往往只需要三分鐘，就能治癒一位病人。他說這也是自己身體條件所迫，一個是自己有病，體力下降。此外，病人增加，如果速度趕不上，就會令自己更加疲勞，所以他更多的時間用在琢磨手法的改進上。

四、朱氏臥位推扳手法

本書介紹的筋縮和錯位兩大病症中，患者可以自治的只有筋縮症；凡錯位患者，最好找註冊專業醫生醫治。下面介紹朱氏臥位推扳手法，並不主張一般讀者模仿，只供專業人士探討。

臥位推扳手法可治療：

1、急性腰扭傷

2、腰椎錯位

3、骼關節腰扭傷

4、腰椎間盤突出

朱氏臥位推扳手法，不但具有治療作用，也有診斷功用，因爲該手法不單能替已經錯位的腰椎重定，亦能判斷患者是否有筋縮症狀。做手法時，如果醫生感到患者的腿很沈重，腰硬似木板，不能扳動，那麼患者多數是有筋縮的病況。治療時，必須先拉鬆大腿至腰背部的筋，然後再做其他手法，這樣效果較佳。

醫治腰椎間盤突出病症時，先做臥位推扳手法，若患者出現腿腳麻痹感覺，就必須施以針灸治療，針感一定要放射到腳底或腳趾，必要時可以使用電針。若是腰背痛或腰肌緊縮者，可以打排罐（沿腰背的大筋，放一排拔火罐）和直腿抬高拉筋。

至於急性腰扭傷，在過去，多數是因不慎扭傷或其他原因引起的。但自從電腦普及以後，許多患者因坐姿不正，脊椎早有錯位，患者自己卻不知道，於是在打噴嚏、彎腰提東西、搬移重物時，便會誘發腰扭傷，造成腰部疼痛，不能活動。因此，患者常常講不清楚致病的原因，這就要看醫生是否願意在患者身上多下工夫，多問幾個問題，從而找出因由，可以先用手法適當地做治療，有錯位的患者接受重定手法時，便會聽到重定聲，重定後症狀便會立即得到舒緩。

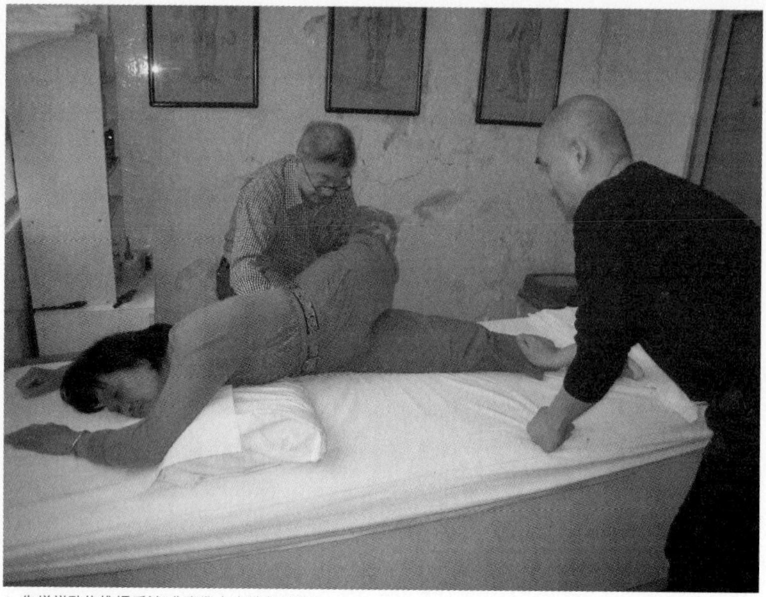

▲ 朱增祥臥位推扳手法(非專業人士請勿模仿)

五、頸椎錯位及病例

《頸椎錯位》

在人的脊椎中，頸椎是最靈活的部位，可以作多種運動，使頭部能夠上下左右自由活動。但損傷發生的機會也較多，一般分爲：

1、頸部扭挫傷

2、頸椎綜合症

頸部扭挫傷，朱增祥認爲，一般是有因爲頸部突然扭轉閃挫，引致頸椎內軟組織受傷。頸椎綜合症可能有多種情況造成，比如，頸部肌肉過度疲勞，頸部受寒，睡眠體位不正，睡覺的枕頭過高或過低，都容易引起此病症。通常患者受傷或起床後，會覺得頸部有牽拉疼痛感，頭部向一側歪斜，不能自由活動，而受傷的一側頸部、肩部或肩胛處，有明顯的壓痛點和肌肉緊張。一般的損傷如及時治療，都能迅速痊癒，朱增祥通常採用理筋手法鬆弛肌肉緊張，並用手法解決錯位問題。

長期不正確的姿勢會令頸椎勞損，可能導致頸椎：

1、錯位

2、變形

3、椎間隙變窄

4、頸椎骨質增生

5、引起頸脊髓或頸的神經根受到壓迫，而身體出現許多不適的症狀頸椎錯位者除覺得頸部不適和疼痛外，有時也會感覺面部、舌部、或手部麻痹。錯位時間久了，就會引起肌肉僵硬、綳緊。

頸椎錯位，頸部不適，牽引上頭，有頸、肩臂不舒服，肩背酸痛，手累、手部麻痹，不能用力，或工作時容易疲勞，也會感覺頭痛、眩暈等等，若用朱氏手法重定後，一切不適症狀便會消失。

經常使用電腦的人容易患頸椎錯位。時常低頭伏案工作的上班族，側頸夾著電話記事的電話接線生，揹一大袋信件四處奔走的郵差等等，他們因工作關係，長期姿勢體位不正，導致頸椎較容易錯位。

若想減少頸椎錯位的發生，朱增祥認爲需注意如下：

1、平日應多做頸部運動

2、工作約四十五分鐘便起來活動一下

3、使用電腦者須注意臺面和椅子的高度

4、電話接線生宜用電話免提裝置

5、避免長期側頸的不正確姿勢

《頸椎錯位可能帶來的症狀》

尾椎錯位，可能導致下列十二種症狀：

1、頭痛

2、眩暈

3、面麻痹

4、耳鳴
5、視物不清
6、舌麻痺
7、頸痛
8、頸肌緊張
9、肩臂不適
10、肩背痛
11、手臂麻痺
12、觸摸皮膚時有刺痛感

如下頁圖所示。

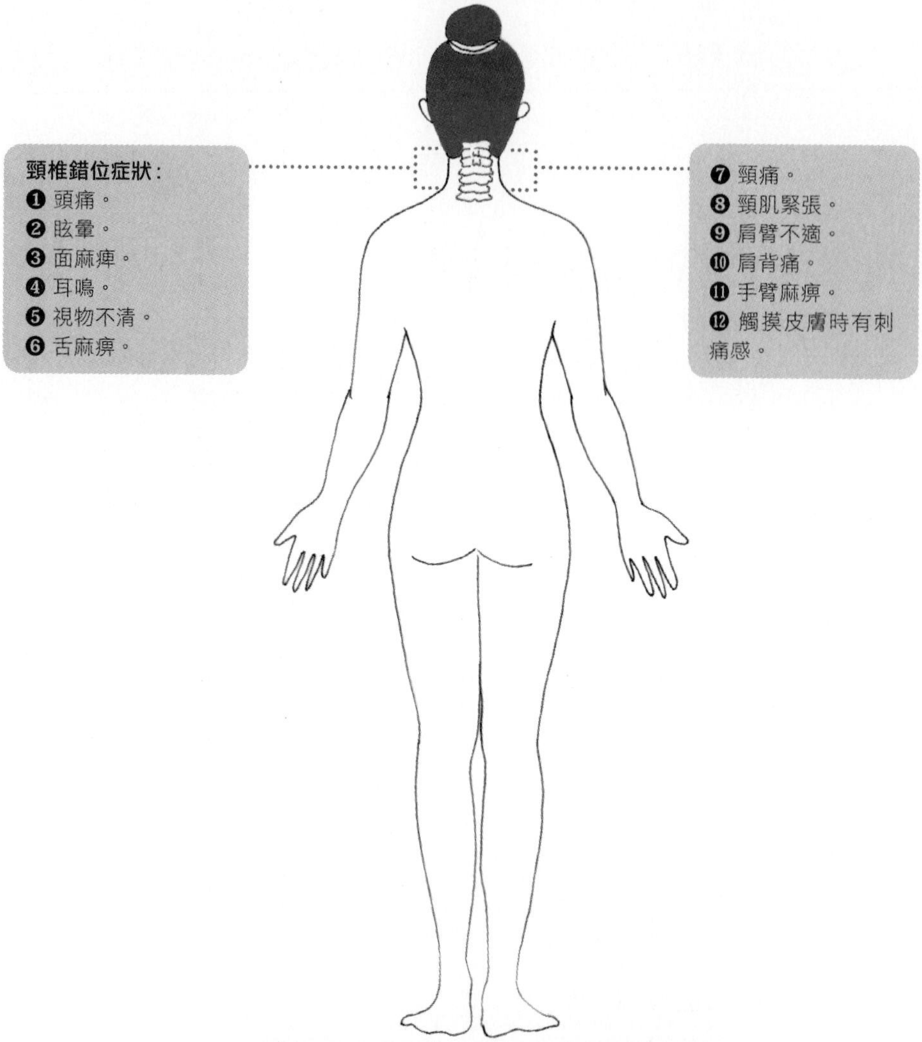
頸椎錯位症狀：
❶ 頭痛。
❷ 眩暈。
❸ 面麻痺。
❹ 耳鳴。
❺ 視物不清。
❻ 舌麻痹。
❼ 頸痛。
❽ 頸肌緊張。
❾ 肩臂不適。
❿ 肩背痛。
⓫ 手臂麻痹。
⓬ 觸摸皮膚時有刺痛感。

頸椎錯位可能帶來的症狀

《病例：頸椎、胸椎錯位的公司職員》

洪女士，四十多歲，是香港一家公司的職員。她上班時經常要拿書本及文件，時間久了，便感覺右手拇指疼痛，右臂有麻木感。她去看西醫，用X光檢查，發現右手腕骨有骨刺。

後來洪女士找朱增祥看病，在檢查時，她的右手拇指並無腫脹，壓痛也不明顯。朱增祥先用棍針替她治療，放鬆其拇指的筋腱。治療後她疼痛減輕，但右臂仍有麻木感。朱增祥再為她做頸椎旋轉牽拉手法，聽到輕微有異聲；然後做胸椎按壓手法，發現七八節有異聲。重定之後，洪女士感覺舒服，右手不痛了，麻木感消失了。

朱增祥說，她患的是頸椎及胸椎錯位。原因是，她每天工作要拿很多文件和書本，大多是用右手從文件櫃中取出文件書本。文件和書本有輕有重，除了手指及手腕用力外，單手取物有可能使左右兩肩承受的力度不均匀，導致肩臂容易感到疲倦，日子久了，便容易發展爲胸椎錯位，在身體疲倦不適時，便誘發出各種痛症。

頸椎錯位的人，除了感覺頸部不適外，有時也會感覺面部、舌頭、手麻痹，可能是頸椎壓迫神經所致。錯位的時間久了，就會引起肌肉僵硬、繃緊。頸椎錯位，頸部不適，牽引到頭上，便會令頸、肩臂不舒服、酸痛、手累、手麻痹，不能用力，或工作時易感疲勞。而胸椎錯位也會令患者手部感到麻痹。雖然X光檢查顯示右手腕骨有骨刺，但朱增祥認爲，令洪女士覺得不適的，其實是頸椎和胸椎的錯位！

《圖：治療頸椎錯位的頸椎旋轉牽拉手法》

見左圖。

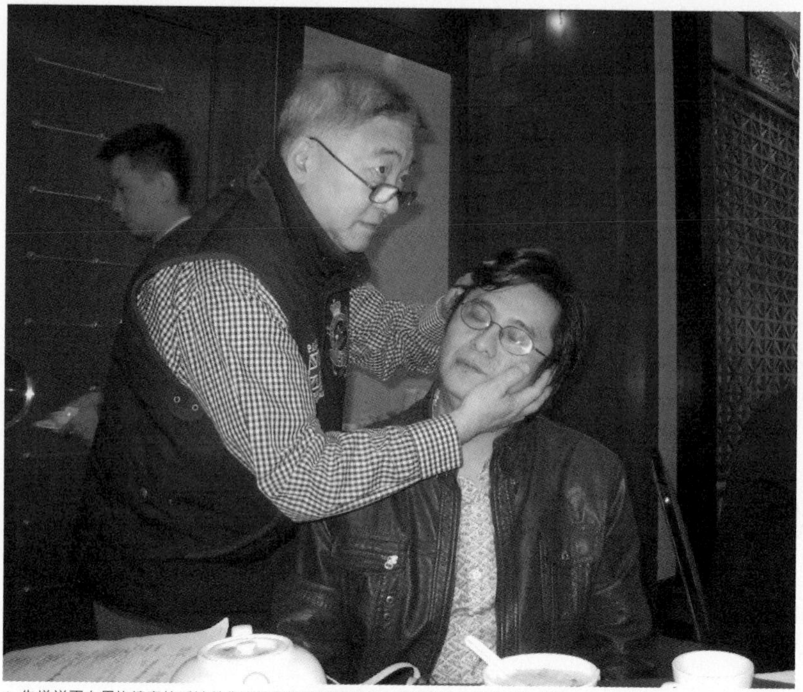

▲ 朱增祥正在用旋轉牽拉手法給作者示範醫治頸椎錯位（非註冊專業醫生切勿模仿）

六、骶髂關節錯位及病例

《骶髂關節錯位》

骶髂關節是一個平面關節，人體骨骼中很少這種關節。朱增祥認為，骶髂關節扭傷和錯位的原因，跟其他腰扭傷的成因差不多，不外乎突然用力不當，彎腰搬抬重物時姿勢不正確，或突然扭轉腰部，或長期坐姿不正，身體側向一邊而導致關節走位，因而造成錯位，也有被外力衝撞而造成錯位或扭傷，原因可以說數之不盡，歸根結底跟其他關節受傷原因相近。

朱增祥看來，患者的症狀跟腰扭傷相似：腰酸背痛，腰肌僵硬，臥床時不能轉側，腰無力、腰部活動受限，不能彎腰，嚴重者更感兩腿麻痹……診斷也與腰扭傷差不多，關鍵在於骶髂關節部（即上髎部位）有明顯的壓痛點，所以治療時必須注意這個要點。

當腰椎推扳手法完成後，如患者仍不能彎腰，彎到某一程度即無力而自然地屈膝，這時必須再多加一個手法——側位推扳手法，手法後叮囑患者回家休息及注意保暖，不能睡軟床或坐軟沙發，第二天再聯絡。

如果休息一晚後已痊癒，就不必再複診，若尚有不適則可以再做療法一次。以朱增祥的經驗來看，只要辨症施治，即使更嚴重的患者，多來幾次就可以痊癒了。

朱增祥提醒大家，平日工作時要注意正確的姿勢，特別是搬抬重物時更應留神，要多做一些腰背肌肉的鍛煉，以增強腰背肌力，建議每天兩腿各做拉筋運動十分鐘，有助降低扭傷錯位發生的機會。

《骶髂關節錯位可能帶來的症狀》

1、腰背痛
2、不能彎腰
3、行走困難
4、膝關節痛
5、各類婦科病

如左頁圖所示。

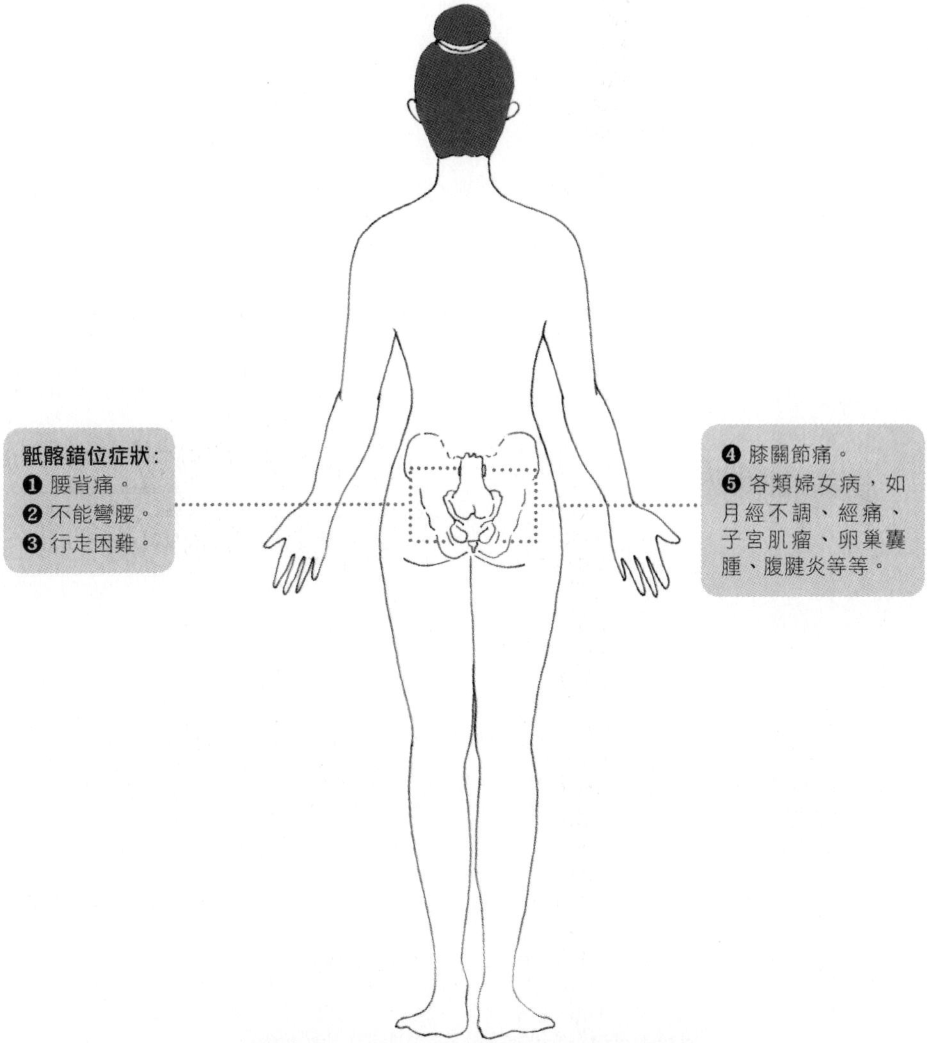
骶髂錯位症狀：
❶ 腰背痛。
❷ 不能彎腰。
❸ 行走困難。
❹ 膝關節痛。
❺ 各類婦女病，如月經不調、經痛、子宮肌瘤、卵巢囊腫、腹腱炎等等。

骶髂椎錯位可能帶來的症狀

《病例：搬東西扭傷的女士》

林女士四十幾歲，那天在家搬東西時，不慎扭傷腰部，立即感到極度痛楚，已經不能彎腰。朱增祥爲她檢查時，發覺她的腰肌極爲緊繃。

開始治療時，朱增祥先替她推鬆腰部肌肉，然後用臥位推扳手法，發現腰椎有錯位。再用胸椎按壓手法治療，胸椎也有錯位。之後替她拉筋，拔火罐，以便鬆弛腰、背肌肉。朱增祥叮囑回家休息，明天再來。

第二天複診時，情況稍有好轉，惟腰部仍感不適。朱增祥替她推鬆腰部肌肉，然後用臥位推扳手法，發現腰椎仍有錯位；再用胸椎按壓手法治療，胸椎也有錯位。上述手法做完，林女士仍覺得腰部不適。朱增祥想，患者可能髖有損傷，便用側位直腿屈膝屈髖推扳手法，發現真有錯位。重定之後，林女士才真正感覺舒服。

針對這個特殊病例，朱增祥說：「林女士患的是急性骶髂關節腰扭傷，雖然第一次就診時胸椎、腰椎的錯位經已重定，但由於骶髂關節沒有重定，病根沒有去除，病情必有反復。休息一天後，再用側位直腿屈膝屈髖推扳手法，替骶髂關節重定，病症才算解決。另外，若病情嚴重的話，可以用腰封輔助，但晚上睡覺時必須解除，並謹記不可睡軟床。」

專欄⑬——錯位與移位　朱增祥

有一位空中服務員在飛機上替乘客送餐時，飛機突然遇上氣流，餐車剛巧撞到正在彎腰工作的她。由於她長得比一般女士高，所以餐車恰巧撞到尾骨部位，當時她感到很痛，痛至不能久坐，下班後看西醫，又照了X光片，醫生告訴她尾骨被撞傷至移位，或可開刀矯正。她不想做手術，只好暫時休息，經過一段時間後疼痛慢慢紓緩，便上班工作去。

後來她從雜誌中認識了我，就來看看我能否幫她。聽過其情形後，我心中沒有一定的把握，但想即使做一次重定手法，決不會傷害到她，所以幫她做了一次尾骨重定手法，做手法時摸到尾骨下端有突出，但用力撥卻無法令其重定。病者回家後感覺好像有點輕鬆，過了幾天後，始終還是不能久坐。第二次再來時，我告訴她如果沒有進展就不必再做，但她說不是完全沒有好轉，只是舒服了幾天後又恢復原本的症狀，並問可否多試一次。

第二次重定後情況也是一樣，幾天後她打電話給我，告知情形還是跟之前的差不多，我勸她不要再嘗試重定了，移位是無法醫治的。

由此可知，移位是很難重定的，若剛病發的或會容易些，但日子久了，尾骨移位部位周圍的軟組織固定後，就更難用手法重定去解決這問題。這也是一次經驗教訓。

七、尾椎錯位及病例

《尾骨錯位》

朱增祥臨床四十多年，發現每個人尾骨的大小、長短、弧度都不同，沒有統一的標準可言。因此，從X光片上很難判斷尾骨是否有錯位，即使是電子計算器X線體層攝影，或磁力共振等先進的檢查方法，也無法診斷出來。但只要細心觀察，如患者的坐姿，加上可以問些精妙的問題，如：「你是否不能長時間坐著？」「是否有頸痛、腰痛、背痛？」這時心中就有一定的把握。加上檢查時，手指按壓尾骨部位，病者若有劇痛的感覺，便可斷定他是尾骨錯位。這是一般醫生甚至專科醫生都不能拿準的「技藝」。

患有尾骨錯位的人，經常會覺得坐立不安，左搖右擺，前俯後仰，東倚西靠，要他坐定不動，實在是件難事。這種狀態久了，大多會導致頸椎、胸椎、腰椎錯位，造成全身酸痛。他們平日坐下時感到尾骨部位不適，有人會以爲是坐的椅子不好，或睡的床褥和枕頭不佳。總之患有尾骨錯位的人，坐不長、站不久、睡不安，全身不適，沒有一種姿勢可以令他感覺舒服點。

治病必先治其本。朱增祥認爲，當確診爲尾骨錯位後，必須用手法把尾骨重定，以治其「本」，若單單矯正頸、胸、腰椎的錯位，只能治其「標」，病者當時感到身上舒服了很多，但過了數天因尾骨的錯位尚未重定，其他部位的錯位再次復發，病者又會感到不適。若是尾骨移了位，根治方法就困難多了，極大部分的移位治療效果都不理想。

對西方醫學來說，腰酸背痛、頸梗膊痛、膝關節痛、手腳麻痹等都市病，由於太常見，也不會考慮到尾骨錯位。在沒有深入瞭解患者病情的情況下，便誤當是一般姿勢不良導致的腰酸背痛、頸梗膊痛、腰椎神經受壓症狀去醫，這正是中醫批評的「頭痛醫頭，腳痛醫腳」。在朱增祥看來，止痛劑、消炎針等，或只能解一時之痛。由於醫生未能對症醫治，有尾骨錯位的患者，往往長時間得不到適當的治療，以至身體其他部位也相繼錯位和勞損，令病情愈來愈復雜，進入更難康復的境況。

朱增祥認爲，尾骨錯位的原因有很多：

1、從樓梯滑跌下來
2、走路時不慎滑跌撞傷尾骨
3、空姐工作時被手推車撞向尾骨
4、坐長途汽車，路面不平震傷尾骨
5、因意外而被外物撞擊尾骨部位
6、孕婦生產時觸碰到尾部
7、孕婦在如廁時聽到「啪」一聲，之後發覺尾骨有錯位

朱增祥曾請教一位病理學教授。教授說，懷孕的婦女會產生兩種荷爾蒙，一種是止痛的荷爾蒙，另一種是放鬆關節的荷爾蒙，可能就是這些荷爾蒙影響到尾骨錯位。最常見就是滑倒而臀部著地，尾骨因而受創。

不過，並非每位病者都會立即感到不適，有些病者可能在小時候跌倒撞傷尾骨，幾十年都沒有疼痛——可能因當時尚年輕，容易適應，有點不舒服也可以接受，或者這些痛楚已成了自然現象，習慣了，後來卻因某些原因而誘發出來，突然發痛。因此，有些病者要被再三追問之下，才想起許久前曾經有過滑倒。

手法重定後，病者切記要遵從醫者的叮囑，包括暫時不要坐巴士，避免再震傷剛重定的

尾骨。最好能休息數天，讓重定的尾骨部位得以鞏固。不要再坐太軟的坐椅，不要睡軟床，這樣才能避免再次復發。

《尾椎錯位可能帶來的症狀》

人的尾椎錯位，可能導致下列症狀：

1、坐立不安

2、尾骨處有痛感

3、包括頸椎、胸椎及腰椎錯位的症狀

如左頁圖所示。

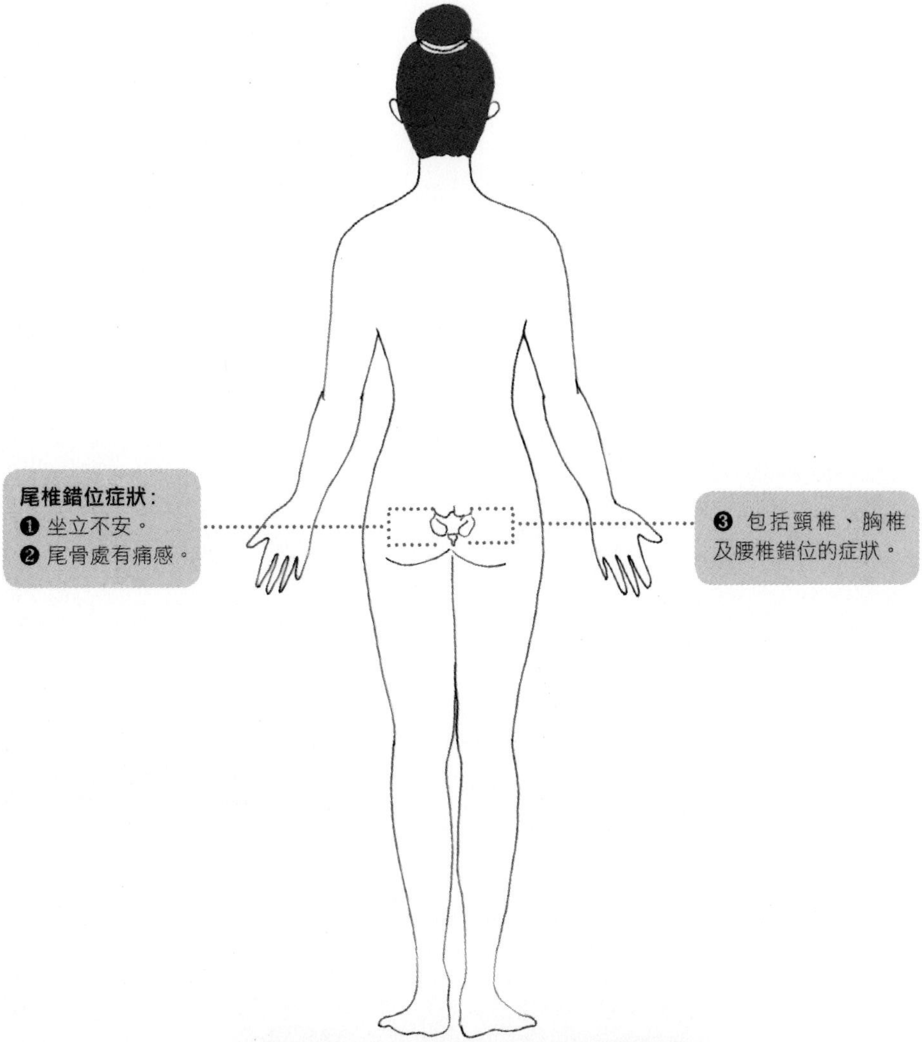
尾椎錯位症狀：
❶ 坐立不安。
❷ 尾骨處有痛感。
❸ 包括頸椎、胸椎及腰椎錯位的症狀。

尾椎錯位可能帶來的症狀

《病例：女記者的尾骨錯位》

許鳳儀，香港記者，上大學時她喜歡穿著牛仔褲，簡便又有型。後來上班了，她只能穿上像行政人員一樣的襯衫西褲，因爲她穿上牛仔褲或一些較緊的褲子後，痛麻的感覺便會從左腰間一直傳到腳底。

她一直不清楚致痛的原因。她回憶，極有可能是一九九〇年在英國一次慘痛的溜冰意外所致。她從未受過正統的溜冰訓練，卻能在冰上行走，不用別人協助。但有一次，一個男孩不小心地在她背後一推，她立刻失去平衡，跌倒地上。她感到非常痛楚，幾分鐘後，總算能夠站立走路。當天晚上全身的骨頭卻像全散了似的。

如果這次意外是致痛的原因，爲何會在三四年後才發病？

大學時代後期，她只要穿著比較寬鬆的褲子，或上短時間的課時，情況仍可以忍受，否則就會痛。這與頭痛、胃痛差不多，她感覺很平常，不怎麼放在心上，就接受聘請從英國返港做駐港記者。雖然當記者要承受很大的壓力，但她很喜歡這種工作。大約一年後，情況開始轉壞。她男朋友對她說，不能這樣長期痛下去，應該尋些解決方法，治好了，還可以穿上自己喜歡的牛仔褲。

許鳳儀先到了一間物理治療診所求診。物理治療師是位年輕友善的英國女子，在一個小時的療程中，先在她的背部熱敷，接著又在背上左按右按，試圖找出致痛原因。差不多經過十次治療之後，她得出兩個結論：

1、她花了很多金錢來支付每次近五百元的治療費

2、她的情況在治療後變得更糟

她坐不到兩分鐘，雙腿便非常痛麻，每當想起自己無法再坐在電腦前寫作時，不禁夜夜哭泣。她的家人及男朋友也承受頗大的壓力，眼見她瀕臨崩潰，卻幫不上忙。而那位物理治療師說，她還未能找出原因，需要向更有經驗的醫師朋友尋求意見。

許鳳儀決定尋求另外的治療。當時她並不知道，這只是她崎嶇求醫旅程的開始。她找到了一位聲稱全城最好的男脊柱神經科醫生，向他求診。這位醫生崇尚自然療法，在治療中他很少說話，只是給她些類似氣功的治療。每次護士都對她說，你看來已經好了一些。但在付了五百元的診金後，她仍沒有絲毫好轉的感覺。其後，她又看過好幾個普通科的醫生，診斷結果，多數是說壓力所致。有一個醫生甚至說，他自己也不知道這是什麼病。許鳳儀現在回想起來，仍感氣憤。

當然，她承認自己的工作性質及工作態度，確實對自己造成巨大壓力，痛症有部分是這種壓力所致。但是，那些找不出病因的醫生們，不負責任地將全部原因歸咎於壓力上，她不能認同。她想，如果自己的病況是壓力所致，為何自己站著沒事，一坐下才感到痛楚，且只限於左腿？

求醫之路不斷讓人失望，但許鳳儀始終沒有放棄。與此同時，她堅持定時運動，希望能夠有所幫助。有一次，她看到母親從壹周刊雜誌剪下一份報導：《出入港督府的中醫》——介紹朱增祥替前港督彭定康夫人治療手腕的事。許鳳儀決定一試。

當她踏入朱醫師的診所時，腦裡一片空白，室內充斥著一陣中藥的味道。在等候的時候，她忙著在準備「講辭」來陳述過去的痛苦。終於輪到了，她沒說幾句，朱增祥卻打斷她的話說：「我已經知道你的問題所在，我見過許多病人，都和你有相同的問題。」

朱增祥拿出一本又舊又黃的小書，解釋是尾骨（脊柱末端的一個小骨）應該在她溜冰跌倒後，向前錯位。如要重定，便需探肛將尾骨推正。她很害怕，已經完全不能思考，治療後整個人像散了似的。

治療並不是想像中那麼痛，但想起整個過程真令她毛骨悚然，只聽朱增祥說：「好了，不痛啦！」之後她在診所躺了一會，帶著疲憊的身軀離開。真是奇蹟！她當晚要參加一次宴會，坐了一晚，竟然沒有感到任何痛楚。她像正常人一樣。震驚之餘，她希望能一直維持下去。

許鳳儀的情況一直都很好，直到她往義大利度假之後。她和男朋友在古城逗留，向旅館租了兩台自行車——因單車太高，她需要墊著矮凳才能騎上。當她踏單車前往市中心時，左腳的麻痺又再次出現。她立刻返港，再次到朱增祥那裡求診。朱增祥對她說，你在數年內不能騎自行車和馬，因這些活動會令尾骨再度錯位。朱增祥又將她的尾骨重定，頓然好轉，雖然未能全部消除。

她至今仍不能穿貼身牛仔褲。朱增祥說：身爲記者的她，工作上需長時間運用電腦。如坐姿不良，身體上也會出現錯位，導致腿部麻痺，不能穿上牛仔褲。因此，在診斷時，醫生也需考慮病者的工作性質及環境。

《病例：分娩導致尾骨錯位》

生孩子本來已經是一件極痛苦的事，生產的過程已令孕婦受夠了，沒有想到還會引發疾病。曾經有一位女士，自從生下孩子之後，就不能坐著抱小孩和餵奶。對她來說，「坐」是一件很痛苦的事。她身上究竟發生了什麼事？爲什麼一坐下便覺得那麼痛？

她是一位股票經紀人，工作時每天要坐八小時，現在不能坐下，怎麼辦？

她的公公是一位有相當豐富經驗的外科醫生，告訴她，經過X光、核磁共振檢測，沒有發現她有任何問題，也沒有什麼病，可能是生孩子後神經過度緊張而已。假如尾骨部位有問題，公公可以為她開刀，切了尾骨就是了。

說得簡單，聽的也容易，一點也不難，但病人有什麼想法？到底是什麼病也不清楚，怎麼能說開刀就開刀？萬一開刀後還是痛怎麼辦？

俗話說，病急亂求醫。她看了不少中醫、西醫，卻始終解決不了自己臀部的疼痛。為了可以繼續工作，上班時她只好加一個「水墊」墊著坐，減輕一些痛楚，但腰部、背部的疼痛卻增加了。偶然間，她從香港雜誌上看到關於朱增祥的報導，便打電話向朱增祥求診。在電話交談中，朱增祥深切理解她的病痛，請她上診室來醫治。

朱增祥替她檢查時，用手指按壓她的尾骨處，她感覺很痛。憑這一反應，加上她所描述的症狀，朱增祥判斷是尾骨錯位。於是，朱增祥用手法替她尾骨重定，只聽到「啪」一聲——尾椎錯位很復雜，不是每次重定都能聽到聲音——她頓覺輕鬆，只是腰、背、臀部的肌肉還是有點不舒服，朱增祥再替她做腰椎、胸椎重定手法。患者又覺好轉，雖仍有點不適，只是肌肉和筋縮的問題，只要適當的運動、按摩和拉筋治療，便可解決——關鍵問題已經解決了。

尾骨重定初期，要給其時間穩定和適應，好像剛黏好的模型，需要時間才能鞏固！病人最好休息數天，暫不能抱小孩，不能搬東西，更不能打電腦，軟的沙發、椅子都不能坐，軟的床也不能睡，也不可坐公共汽車，否則可能又再錯位。

可惜，這位女士在治療後第三天，便與丈夫飛往日本旅遊，回來後又覺痛楚。朱增祥又用手法為她尾骨重定，她又感覺好多了。朱增祥再次叮囑她，要牢記注意事項。患者此後還來求診過數次，但都只是拔火罐放鬆背部的肌肉而已。

《病例：孕婦因上廁所導致尾骨錯位》

聽起來真像個笑話。有一位孕婦，早上起床，去上廁所，聽到肛門傳來「啪」一聲，她感到有點奇怪，只是上完後一切如常，沒有任何不適。吃過早餐，孕婦駕車上班去，回到公司還跟女同事說笑，說上廁所也會有聲音，不是放屁那種，大家覺得好笑……

不過，當她坐下來開始工作，漸漸地，她感到臀部疼痛，繼而延伸到腰部、背部，很不舒服。她十分害怕，不知如何是好，立即打電話給一位好朋友哭訴，告知早上大便之後發生的一切。朋友聽後，請她不必擔心，並立即帶她去見朱增祥。原來她的朋友也患過尾骨錯位，但已被治好了。

當朱增祥見到兩位女士時，患者已哭成淚人，心中十分驚恐。

朱增祥幫她檢查時，手指按壓到尾骨處，她覺得極痛，這可能是尾骨錯位了——但上廁所致病情況朱增祥還是第一次遇上。接下來，朱增祥讓她們決定，是否要做尾骨重定。患者已有兩個多月身孕，丈夫正在加拿大工作，家中沒其他人。只要不影響胎兒，她表示願意立即接受治療。

朱增祥用重定手法幫她撥尾骨時，聽到「啪」一聲。尾骨重定後，她感覺一切疼痛消失，開心地對朱增祥說，現在不痛了，高興地擁抱著朱增祥，又擁抱朱太太，這種高興、滿足的心情，不是筆墨所能形容的。後來朱增祥請教一位病理學教授，教授說，懷孕的婦女本身會產生兩種荷爾蒙，一種是止痛的，另一種是放鬆關節的，可能是這些因素令患者上廁所時尾骨錯位了。

朱增祥爲很多人做過尾骨重定，但只有三次重定時聽到「啪」一聲，而這三位病人都是剛發病的，由得病到治好，最快的僅數小時，最久的也不到一個月，朱增祥希望日後能深入探討。

專欄⑭——奇特的認師方式

李新波，山東招遠人，母親是跌打醫生，她從小就看母親幫人治病，對治療跌打很感興趣。二〇〇七年七月，她在書店偶然看到朱老師的著作《錯位筋縮淺談》，買回來看了之後，受到啟發，馬上寫信給朱增祥，談自己的感受，並提了一些疑問（這些問題今天看來真是太可笑了）。信寫好了，可是沒有地址，怎麼辦？她從書上搜索蛛絲馬跡，想把信寄給北京的陳敏華醫生——醫治朱增祥肝病的醫生，陳醫生是個大忙人，不好找。電話打了十幾次，她才找到。這封信輾轉至二〇〇八年六月——快一年了，朱增祥才收到。

朱增祥看後很感慨，遠在山東小城，還有這麼誠心求教的人。

有一天，李新波突然接到一個電話，竟然是朱增祥打來的，語氣親切平和，像她的鄰居。李新波驚喜萬分。二〇〇八年三月，她在招遠開了診所，遇到不少疑難病症，束手無策，本已經萌生退意，這下她馬上向朱老師請教，朱老師竟然一一解答。還怕她不懂，又把國內幾位弟子的電話給了李新波，讓她有空問問他們。

李新波請教過距離最近的閆超。過了一段日子，閆超通知她，朱老師要來咱招遠了。她難以置信，朱增祥教她醫術，還要送上門來。這天，她和閆超到離招遠最近的青島機場，接朱老師和太太。從青島來招遠，有三個小時的車程。

第二天起，李新波把從前的疑難病號分批約到診所，讓朱老師看看，弟子在旁邊跟著學，學了三天。老師要走了，李新波把老師送到青島，再學了一天。這就是她的從師過程。

遠端施教

此後，朱增祥經常來電話詢問她的情況。有時候，她在診所接到他的電話，會帶著耳機，一邊幫病人治療，一邊問朱增祥問題。比方說，她會問師傅：這個病人如何如何，前面好像沒有什麼效果，下一步該怎樣做？朱增祥就會在電話中分析一下，然後說：「橫拉試一下。」她馬上替病人橫拉，按師傅指引一步步去做。有一天，診所來了一個六十多歲的女人，大約一百五十五公分的個頭，她低著頭，小心翼翼地走進來，就像害怕踩死螞蟻的樣子。李新波坐下跟她聊，她說是走路腳底痛。李新波估計是筋縮造成的，幫她拉筋，然後用棍針在腳底刮起來，她的腳底有些筋結糾在一起了，刮了一陣，把筋結刮散了，她說：「不痛了。」但走起來還是不靈活，怎麼辦？

正在這時，朱老師來電話，李新波就問他怎麼辦。朱老師說：「再用棍針，刮刮她的膝蓋內側和外側，癥結在那兒呢。」李新波依法馬上試試，一會兒，病人站起來走路，邁開步子，急走了幾步，回頭喜上眉梢地對她說：「啊，這回不但不疼，走路也靈活了！」

《腕骨錯位》

人的手腕部位有八塊小骨，只要其中一個節骨錯位，便足以令手腕變得無力、痛楚不適，甚至不能旋轉。致病原因除了受創傷外，也可能跟勞損有關。

朱增祥說，患者不小心摔倒，手掌著地，便可能引致腕骨錯位。腕骨錯位又稱「媽媽手」，但它絕非是只是當媽媽的人專有的病症，只是很多時候「媽媽手」常見於照料小孩的女士們。她們平常不常做粗重工作，但有了孩子後，便要經常用不習慣的姿勢去抱小孩，手腕向自己的身體方向，托著小孩的身體或頭部，使腕關節引起內收，變得擠迫，腕骨因此而走位，造成腕骨錯位。

腕骨錯位後仍然繼續工作，便會令腕部腫痛，不能旋轉和按壓，活動受阻。手腕疼痛無法用力，自然會借助肩背去完成照顧孩子的動作，這種不正常的姿勢日子一久，便會導致胸椎錯位。病人會感到頸、背、肩、臂疼痛，不能用力，晚上睡覺也感到頸背酸痛，有些人抬頭時背部麻木，所以患有「媽媽手」的人，可能會有胸椎錯位，這是腕骨錯位的連鎖反應。

在朱增祥看來，許多職業都會引發腕骨錯位，例如侍應生、消防員、美容師、髮型師、空中服務員、炒菜拿鍋鑊的廚師、護士，以及經常搬抬病人或照顧弱智兒童的護理人員……

朱增祥治療腕骨錯位，用的是「拔伸抖震手法」，而且大部分病人在腕骨重定後，腕痛便會立即消失，可以用力。然後再治療胸椎、頸椎，便可痊癒。

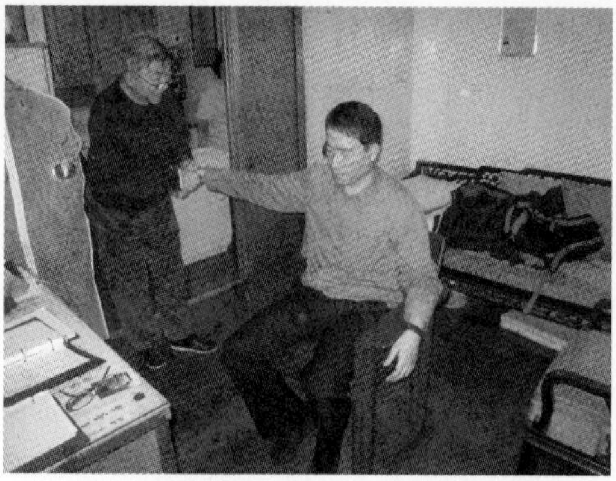

▲朱增祥醫師正用拔伸抖震法替患者治療腕骨錯位（非註冊醫師請勿模仿）

《腕骨錯位可能帶來的症狀》

人的腕骨錯位，可能導致下列症狀：

1、手指麻痹
2、手腕無力
3、手腕疼痛
4、手腕不能旋轉
5、腕部腫痛
6、抓、握、拎、托、提等動作有困難

如下頁圖所示。

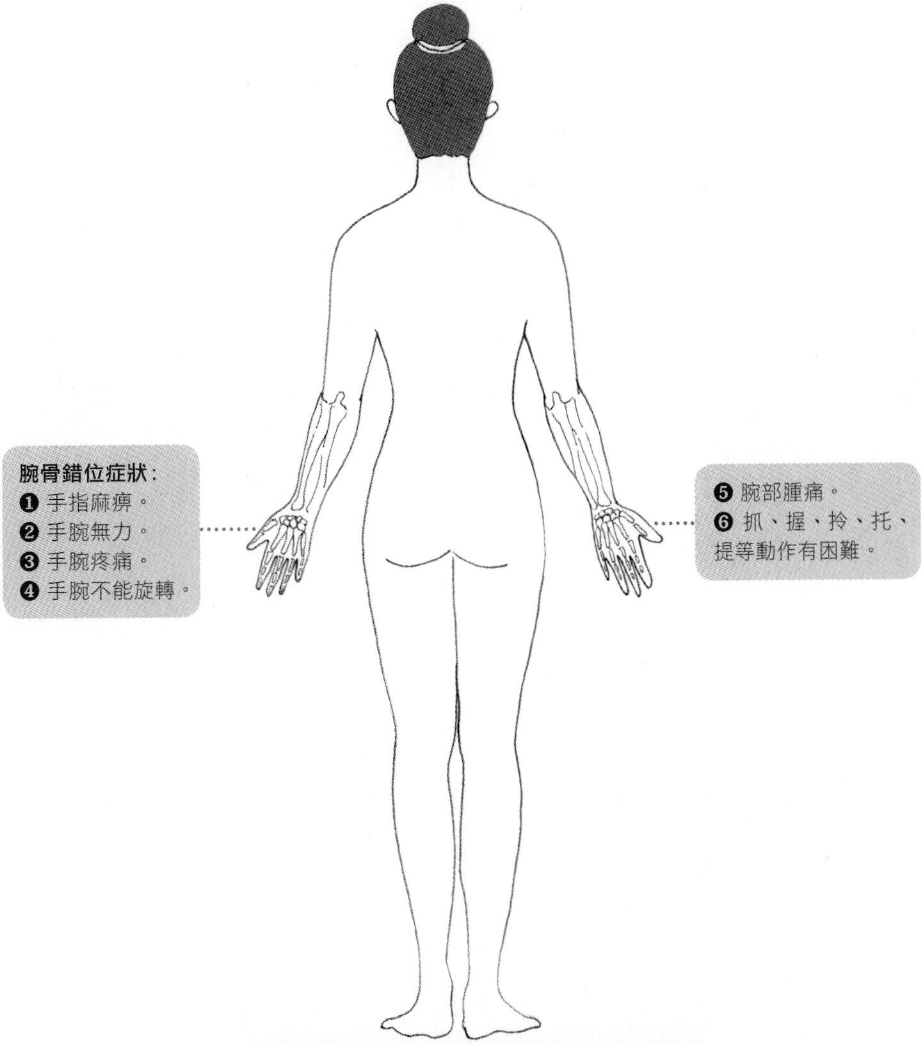
腕骨錯位症狀：
❶ 手指麻痺。
❷ 手腕無力。
❸ 手腕疼痛。
❹ 手腕不能旋轉。
❺ 腕部腫痛。
❻ 抓、握、拎、托、提等動作有困難。

腕骨錯位可能帶來的症狀

《病例：一位女傭的腕骨錯位》

女傭瑪麗，三十二歲，到朱增祥診所求醫，她說：「朱醫師，我的左手腕扭傷了，並有腫脹，現在不能用力。」

「你平日做些什麼工作？是否常常要拿重物？」朱增祥問。

瑪麗說：「都是一般的家務工作。另外，我家主人半身不遂，行動不便，我需要照顧她的日常生活，經常要攙扶她。其實這左手腕已經扭傷多次了。」

朱增祥心裡有譜了，又問：「你家主人是否右邊身體不能活動？」

瑪麗很吃驚。

朱醫師解釋道：「你平常雖然只做一般家務工作，卻要經常扶起右邊身軀不能活動的主人，所以左手需較用力，導致腕骨錯位。」

瑪麗女士左手腕僵直僵硬，並且腫脹，不能用力和旋轉。朱增祥用拔伸抖震手法，爲她腕骨重定。瑪麗女士的手很快就不覺得疼痛，還能用力。重定後，朱再給她敷「傷瘀散」消腫。

朱增祥說，長期不正確的姿勢會造成腕骨錯位。錯位後繼續工作，就會引起腕關節腫脹僵硬。

最後朱增祥提醒瑪麗女士：「日後攙扶主人時，要儘量互相靠近，這樣用力相對較小，可以降低錯位發生的機會。」

九、電腦綜合症及病例

《電腦綜合症》

「電腦綜合症」其實是一個統稱，涉及的是頸、背、腰、手腕的錯位和疼痛，總而言之，是現代人使用電腦時姿勢不正確造成的，又稱爲「電腦症候群」、「骨膜炎」等等，雖然病名不同，但意思還是一樣的。

在朱增祥看過的傷病中，有六七成屬於「電腦綜合症」。朱增祥認爲，一個人不一定需要長時間使用電腦才會致病，哪怕每天只用半小時，都有可能患上「電腦綜合症」。如果電腦螢幕、鍵盤與他的坐姿並非同一直線，也許只是十度或十五度輕微的偏差，就這少許的扭曲，便足以令原本兩邊均等的肌肉，變成一邊鬆弛，一邊緊張，兩邊不對稱，日積月累，漸漸令頸椎、胸椎錯位。有的人即使不再使用電腦，但一坐下來，肌肉仍會習慣性地自動收縮，因而引起痛楚。

「電腦綜合症」是累積而成的，但很多人沒有察覺，也不在意，很少人會明白，這與使用電腦的姿勢不正確有關。哪怕他們覺得身體不適，去看醫生，也不會主動告訴醫生，他經常使用電腦。因爲電腦已成爲人們生活的一部分，大家都視作理所當然，誰不用電腦呢？實際上，患有「電腦綜合症」的人，即便做X光或核磁力共振檢查，也看不出有異常情況。

譬如，有位病人的肩、頸、膝部都感到疼痛，朱增祥看過之後，診斷爲「電腦綜合症」，但病人自己卻不認同。他說，用了幾年電腦都沒事，只是最近抱了小孩才不適。朱增祥向他解釋，這種電腦病是積累而成的，經過一段日子後，脊骨關節錯了位，肌肉軟組織卻不正常地適應了，患者早期不會覺得不適，但在某一刻的某個動作，就可能將問題誘發出來，例如患者所說的，抱了小孩後才覺不適。

朱增祥通常給人看病，會先問病人的職業，電腦如何擺放，何時開始覺得不適等等，順著症狀慢慢摸索上去，然後作出分析，找出致病原因。有些跌打師傅說是扭傷肌肉，西醫可能說是發炎，朱增祥則認定是錯了位。既是錯位，只需重定，不適症狀就會消失。

曾有一位女士感到肩膊很「緊」，頸部不舒服，換了很多枕頭，又換了床褥，但依然睡得不好。那天，她的物理治療師，帶她及一位脊椎神經科醫生來找朱增祥。經檢查，朱增祥診斷爲電腦病，用手法重定後她當時就不痛了。在朱增祥的病人中，多數也是這類病，很多人都是痛了兩三年，抱著「姑且一試」的心態來找他的。

其實不少人已經知道，電腦螢幕、鍵盤和使用者的坐姿成一直線，非常重要，但礙於環境等種種因素，有時很難按標準規範做。由於每個人的體型不同，使用電腦時，需要調整椅子高度，以便與電腦桌高度相匹配，否則便會引發病痛。例如：有些人因長期抬頭看螢幕，導致頸部酸痛；有些的人則老是低頭看螢幕，引起腰背痛；另一些身材高大的人，因選坐矮椅子，被迫屈著腳用電腦——桌下空間太小，膝部抵著桌子，引發膝痛和腿腳麻痹等症狀；還有些人側身使用電腦，導致頸酸、腰背痛、手麻痹和乏力；有的人使用滑鼠時，因身軀離桌面太遠，或電腦桌面太高，或桌面太低，令手腕、手臂、背部及頸部的肌肉酸痛……

有些病人看醫生後，服止痛藥，打止痛針，病情僅是得到暫時舒緩，X光檢查又看不出有異常情況，便轉做物理治療。物理治療中的熱敷、紅外線等等，也可能令病人有暫時好轉的感覺，卻因錯位部位尚未重定，過了一段時間又會疼痛不適。朱增祥認爲，若是錯位，基本上看一次便可以痊癒，敷藥、針灸、推拿，甚至物理治療等等，只能暫時舒緩病況，不能斷根，必須用手法重定，方能徹底根治。當解決錯位和筋縮這兩大問題後，康復就會立竿見影。不必打針、吃藥、做電療，或開刀動手術。

朱增祥說，要預防「電腦綜合症」，方法其實非常簡單，只要糾正不正確的姿勢便可：保持電腦螢幕、鍵盤及人體成一條直線，每次工作一段時間後，應站起來活動片刻，讓頸、背、腰、腿肌肉放鬆，便能減少「電腦綜合症」的發生。

《病例：一位副刊記者的電腦綜合症》

黃寶恩，香港某報副刊記者，若平日無需出外採訪，便會留在公司趕稿。他每次趕稿時，精神都極度專注，肩部肌肉會綳緊，更會互疊雙腿，或蹺腳。但最令黃寶恩煩惱的是，電腦不是放在他面前，而是擺放在他的左側，使用時要扭著身軀「遷就」，每過一段時間，他便覺頸痛、腰痛……所以他常隔一段時間，便起來走走，或倒杯水，或上洗手間，總之要四處走走，順便舒展筋骨，讓眼睛「小休」，症狀就會減輕很多。他每夜也會拉拉筋（非朱氏拉筋），做簡單的舒展運動。

他自以爲很會保養身體了。但有一次放完大假之後，他坐回辦公桌前趕稿時，不知是否身體零件「養尊處優」，漸覺背部疼痛，無論休息多少次，仍無補於事。數天後，仍覺背部痛楚難擋，便找一位推拿師傅診治，熱敷後加上刮痧拔罐，背痛只是稍微好了一點。雖然背痛沒有多大改善，但工作仍然要繼續。爲了趕「死線」交稿，他也無暇理會背痛，直至有一夜完工，站起來，感覺極不舒服。他想，回家休息一夜，相信會好轉，怎知第二天起來，痛楚依舊，已經不能久坐，不論用什麼坐姿，很快便會覺疼痛難忍，加一個坐墊也不行。

無奈之下，他只好找朱增祥醫治。他怕療程長，影響工作。眼前的朱增祥，乍看是個有傲氣的人，但卻很細心問診，令他心頭一寬。朱增祥脫口便道：「又是胸椎錯位！」朱增祥開始替他治病，左按右按了一陣，前後不到數分鐘，朱增祥便告訴他，你的病已經治好了。

在黃寶恩半信半疑、半驚半喜之際，朱增祥說他因長時間側著身軀使用電腦，導致胸椎錯位，像兩塊原本配合得天衣無縫的積木，因其中一塊長期側向一方，令接合部位出現偏差，使周圍的肌肉和筋腱呈現綳緊和不適感。這是一種現代人極易患上的「電腦綜合症」。

「現在將錯位移正，沒事了。但日後仍有可能再次錯位。」朱增祥忠告說：「你今後要留意電腦螢幕、鍵盤和坐姿，應在同一直線，不要再側著身子使用電腦。」唉！黃寶恩感歎：家裡的電腦，他可以重新擺正位置；但要改動公司的電腦擺位，他就無能爲力了。他擔心自己很快又胸椎錯位。

朱增祥笑著安慰他說：「錯了位，便再來找我。」

雖然他不介意再跟朱增祥見面，但極不願意再次承受無邊的痛楚。所以，現在他每天都會提高警惕，只要稍稍感到坐姿不正確，肩膀有點綳緊，或腰肢有點累，有點痛，便立即看看自己是否犯了什麼「錯位」大忌，立即糾正過來，避免「鑄成大錯」。

《使用電腦的正確姿勢》

當今世界，電腦普及給人們帶來許多便利，但不幸的是，也爲眾多人帶來痛苦——患上「電腦綜合症」。到朱增祥診所求醫的患者，相當一部分就是使用電腦時姿勢不正確，患上「電腦綜合症」的。朱增祥要求他們在重定後，操作電腦時的姿勢一定要正確，否則就容易再次錯位。

部分患者果然很快向朱增祥求醫，朱增祥問他們，上次重定後是否調整了自己使用電腦的姿勢，即使用者與螢幕和鍵盤成一直線——螢幕和鍵盤在正前面，不用抬頭，也不要低頭便能操作電腦。大多數患者說調過來了，但細問之下，朱增祥發現很多患者根本不明白，什a麼是使用電腦的正確姿勢。在這裡，我們代朱增祥作進一步的詳細說明。

使用個人電腦時：

1、使用者、螢幕、鍵盤和必須看的文件要成一直線。

2、桌面、椅子高度要適中——調校高度時要注意。

A、當手指放在鍵盤上時，手肘要有九十度彎曲；使用滑鼠時，上臂要垂直，手肘處也要成九十度彎角。

B、人要坐得正直，腰臀與大腿要成九十度角。

C、桌下要有足夠的空間供腳伸展；膝部彎成九十度，腳能輕鬆平放在地面。

3、螢幕和使用者之間，約有一個手臂的距離；螢幕最上方，應略低於使用者的眼睛。

4、操作電腦約三十到四十五分鐘後，要站起來做一些伸展運動。

除了使用電腦時姿勢要正確外，閑時多做伸展運動，強健筋骨，有助於減少錯位的發生。另外，筆記型電腦的設計，是方便隨時隨地可以使用，但千萬不宜長期使用。

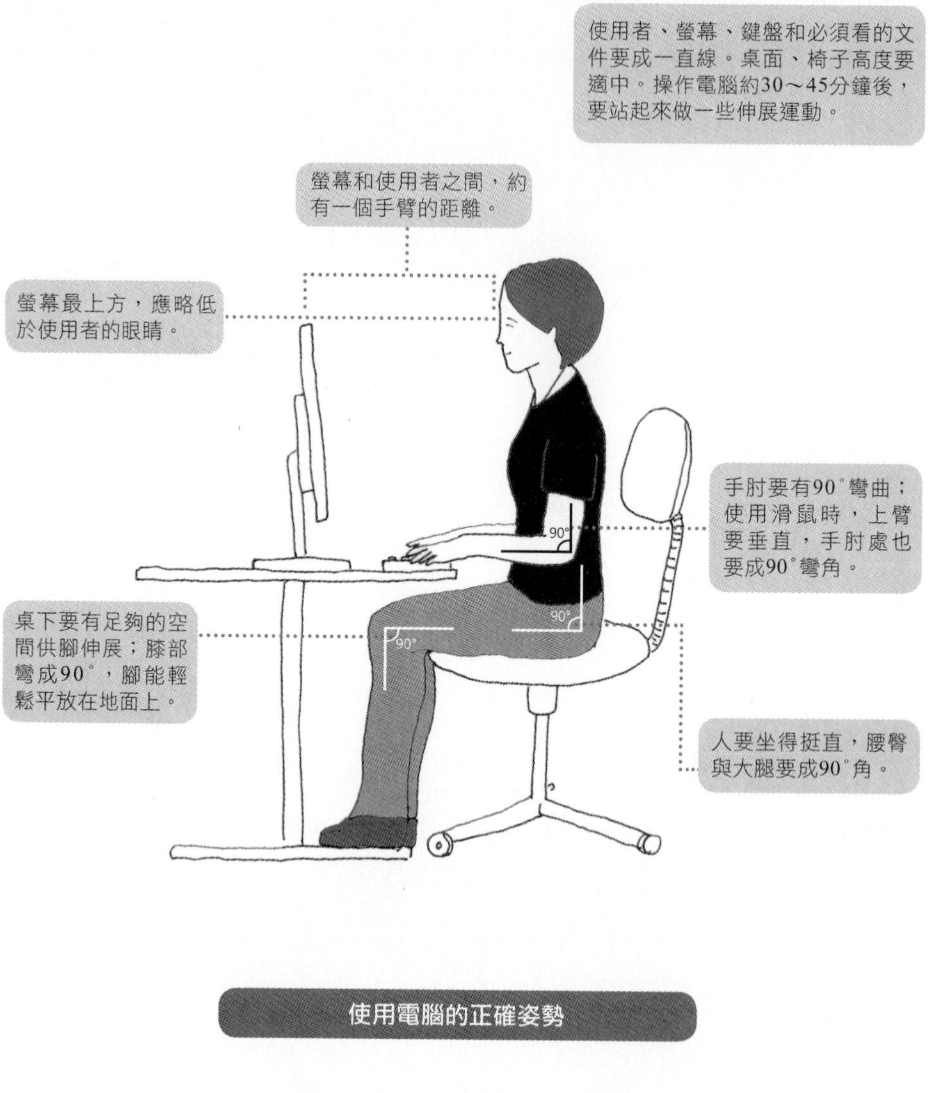
使用者、螢幕、鍵盤和必須看的文件要成一直線。桌面、椅子高度要適中。操作電腦約30～45分鐘後，要站起來做一些伸展運動。
螢幕和使用者之間，約有一個手臂的距離。
螢幕最上方，應略低於使用者的眼睛。
手肘要有90˚彎曲；使用滑鼠時，上臂要垂直，手肘處也要成90˚彎角。
90˚
90˚
90˚
桌下要有足夠的空間供腳伸展；膝部彎成90˚，腳能輕鬆平放在地面上。
人要坐得挺直，腰臀與大腿要成90˚角。

使用電腦的正確姿勢

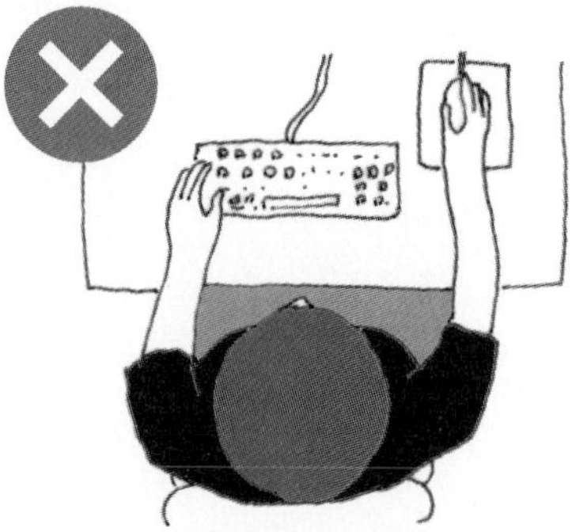

滑鼠離身體太遠。

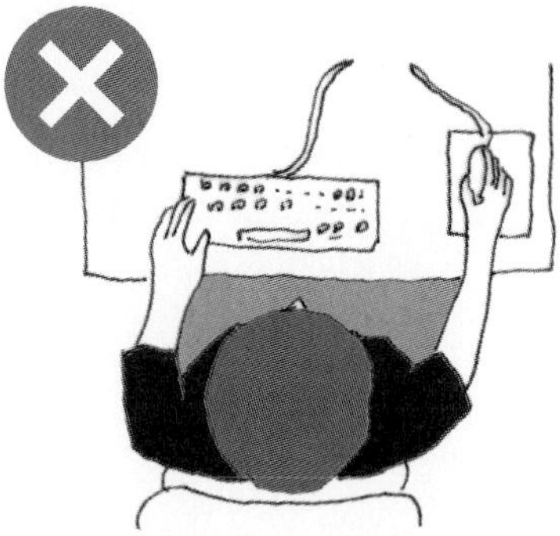

手臂斜向身體外側。

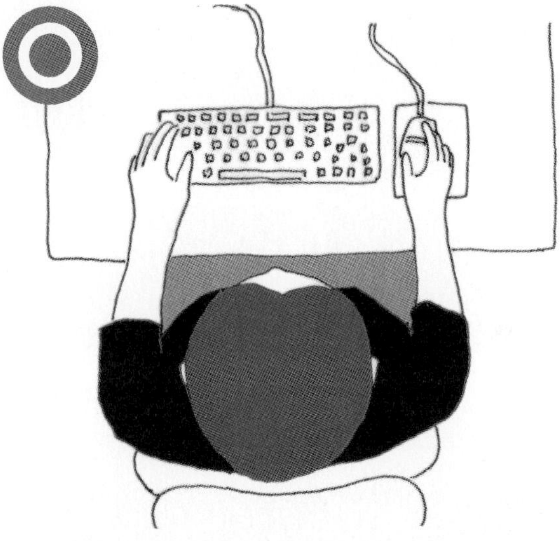

使用滑鼠的正確姿勢

第四章

點評與對話

朱增祥說:「我們做醫生的要穩當，不但要醫好病人的病，還要不能出問題，要照顧病人的安全。」

一、朱增祥點評患者來信

『給朱醫師的信』

尊敬的朱增祥醫師：

您好！

本人於三個星期前去泰國旅行時，曾做泰式按摩，可能是做法過猛，用力過頭，做完後，右方胯骨部位酸痛難忍，右腿幾乎無法抬起。後來太太買來可鬆筋活血的「曼秀雷敦」藥膏，塗上後，病情稍有好轉，但未能根除，仍覺酸痛，尤其是抬起右腿的時候，就連穿襪子時，都有困難。

昨日前往貴診所診治，經您用了不到五分鐘的工夫，在本人背部穴位處按捏了幾下，起身後，所有的疼痛一瞬間就消失了。這簡直是奇蹟！

希望您能將本人之病例載入尊書，以惠濟他人。在此本人對您的精湛醫術深表欽佩，特書此函，以表萬分謝意。

范心田

朱醫師點評

范心田先生是我的舊病人，他原任飛利浦公司駐中國總裁。他是在做泰式按摩屈膝屈髖按壓時，由於對方用力過猛，因而引致胸椎錯位。在《錯縮談》一書中已經提及過，胸椎錯位會引起膝關節疾病，例如膝關節腫痛、不能屈膝、下蹲和抬腿等等。熱敷、外敷藥物、按摩等，只能緩解一時和一部分的問題，關鍵在於病源和病因。既然知道是因錯位而引起的，那麼重定後不適症狀就可根除。

范先生的信中所寫的「在本人背部穴位處按捏了幾下」，其實是在施治胸椎重定的手法。重定後，病根除去了，疼痛自然就會消失。

『五年病痛醫好了』

二〇〇四年八月二十八日，陰晴不定，時雨時晴，仿如我的心情，早上很好，中午很差，但下午又很好！幸得良醫朱增祥醫生，令我病癒，由地獄跳進天堂。

一九九九年，我與太太等人到泰國旅遊，「享受」泰式按摩，那女士替我扭頸（向左扭）時，「咯」的一聲，我立刻打了個冷顫，當時示意不要再扭（向右扭），而噩夢便開始了……。不久，我開始左手尖麻痹、左膊乏力，繼而右手麻痹、右膊酸軟，後來傳至左腳及右腳。起初，我以為愈倦便愈易入睡，事實是愈倦就愈不能入睡，不入睡則造成睡眠不足，惡性循環從此開始了，加上我掉以輕心，並未意識到大病臨頭。

後來，有一次，姐夫提起脊醫A醫生曾幫他做扭頸治療；我便到中環看第一個脊醫A醫生，A醫生幫我扭頸，「咯咯」兩聲，感到舒暢，便開心不已，以為復原。

但數天後，麻痹、酸軟又再來了，我再看A醫生。A醫生說我可能頸力不足，經測試後，原來真的！他安排我做物理治療，經過數次治療後，感覺還是麻痹、酸軟，沒精打采。我發覺A醫生不能幫我治癒！

由於我認定頸部不適，不敢亂看其他專科醫生（因頸部有很多神經線，連接大腦，恐怕愈弄愈糟）。之後，我又看第二位脊醫B醫生。B醫生在旺角行醫，透過X光檢查，B醫生說我頸骨、腰骨有些彎曲（我亦有看X光片，真的有點彎）。經過近二十次療程後，我感到很失望。因為每次B醫生給我扭頸、扭腰後，我的確是舒服一點，但不久痛楚又再來！

後來，我去看骨科C醫生。C醫生見我坐立不安，便說我只是精神緊張，肌肉拉緊，導致周身乏力；還說我杞人憂天，叮囑我多運動、多休息，便會好轉。C醫生的說法，令我開心不已，放下心頭大石。自此我便多做運動，學習放鬆心情，以為可以「不藥而癒」！

一次，放工後，我與四位同事如常乘坐的士到旺角，約半小時的車程中（因海底隧道塞車），我竟如坐針氈，滿頭冷汗，似乎又再響起警號！其後，我到便利店俯身買報紙時，頸部發出「啪」一聲，我非常害怕，立刻到急診室就醫。經過X光檢查後，急診室D醫生說我頸骨及骨盆骨均沒有問題，排列整齊，並質疑我只是心理作用，疑神疑鬼！

一周後，我再到急症室復診，急症室E醫生看過X光片記錄後，便問我還有沒有不適？我說感到坐不穩（事後朱醫生說我是腰骨錯位），E醫生竟對我說，你現在不是坐著嗎？我苦笑了，原來坐著便等於坐得穩！E醫生並質疑我精神失常！問我是否有幻覺？是否有自殺傾向？

我只感到彷徨、無助、失落，為何專業的醫生（足足有五個：兩個脊醫、一個骨科，以及兩個急症室醫生）不僅不能醫好我，還妄說我失常、心理作用、精神緊張！多位庸醫，害我不淺，還出言不遜！

近日，一位女同事得知我骨痛，向我推薦朱增祥醫生；但我害怕再遇庸醫，不只是浪費一筆金錢，最慘是我已經對「醫生」失望了！

後來，一頓午膳，令一切徹底改變。因為我忍痛坐了約兩小時進膳，起身後，我感到缺氧，快要暈倒！我只好慢慢走到室外，並對太太說，不要跟我說話，免我分心，我需要大力呼吸，避免暈倒！經過深呼吸，以及約二十分鐘的步行，我感到舒服了（不再暈眩）；但另一邊想，我心知不妙！（為何坐著吃飯那麼簡單，我也辦不到？難道我不能坐穩嗎？）

與太太商議後，決定立刻坐的士，找朱增祥醫生。踏進朱醫生診所時，我仍是患得患失。我向朱醫生直說病況、感覺……說罷，朱醫生叫我站直，我做得到！朱醫生叫我站直，再儘量彎腰，用手觸地，我亦做得到！朱醫生再叫我蹲下來，我也做到！原來他想透過多個動作，評估我的病況。

經過約三分鐘治療，朱醫生替我扭腰骨、頸骨及胸骨，期間發出多次啪啪聲。朱醫生說：「好了！現在已經重定了！」（原來我腰骨、頸骨及胸骨錯位）我深呼吸數次，真的難以置信，三分鐘治療，可以令我感到如此舒服，相信可以治癒了！

我感動地對朱醫生說：多謝！多謝！多謝……他竟然可以幫我醫好頑疾。

皇天不負有心人！朱醫生說得對：「世上一定有人能醫好你的病，只是你暫時沒有遇上一位合適的醫生。」

誠盼所有病者，立刻遇上合適的醫生，醫好你的病！不再痛，不再受苦！

——Andy Lo

朱醫師點評

羅先生的病是典型的頸、胸、腰椎錯位病症，誰知道多個錯位竟然能引出一大堆的問題：眩暈、胸悶心悸、呼吸困難、精神不能集中、麻痹……眾多病症！？當今能知錯位病的人真的不多，各種各樣的病症不單給病人帶來困惑，就連醫生也糊塗了，不能瞭解病源，又怎可以對症下藥呢？此外，羅先生亦患有筋縮症，重定後必須注意正確的姿勢，和每天勤練拉筋。

還有一點，我的病人中，有不少是做推拿按摩後感到不適的，所以我勸告如要找人按摩，一定要找一些信譽良好的店，免受不必要的傷害。

『心服口服』

雖然認識朱醫生只有短短一年半多的時間，但他的醫術已令我「永遠難忘」、「心服口服」，讓我知道人間總有希望，世上真的有「活神仙」。

有一次，我的姨姨與一位數年沒有聯絡的友人見面，從對方口中得知他多年前因打網球而弄傷了腳，從此走起路來像長短腿。他曾看過無數中、西醫和物理治療醫生，但腳傷絲毫沒有改善。在一個偶然的機會下，他聽朋友說去找朱醫生，結果不枉此行，居然真的給朱醫生一次「搞定」了！自此，他行動自如，健步如飛，更能夠重投喜愛的網球運動。

得知此事後，我的姨姨立刻致電給我，叫我也帶妹妹去試試看。妹妹在七八歲時，不小心在椅子上摔倒跌在地上，弄傷了尾骨。至今十多年來也坐立不安，性情煩躁，坐下後左搖右擺、前俯後仰，周身不適，不能安定，痛至腰背也不能伸直。看到她這樣的情形，我也為她憂心，可惜愛莫能助，因此尋訪了很多不同的醫生，但病況始終沒有好轉，痛苦依然。那次只本著試試看的心態，我和姨姨陪她去找朱醫生，心想行不行也罷，總算是有個希望。

朱醫生用了數分鐘替她治療，把她的尾骨推正重定後，她高興地說：「沒事了，還好像高了點呢！嘻嘻！」我和在旁的姨姨也看得目瞪口呆，真的像看魔術表演般，大開眼界。於是我立刻跟朱醫生說，自己也有多年的腰痛，現在因正懷孕，痛楚更甚。但朱醫生因安全問題，拒絕替我治療，所以我只好咬緊牙齦，多忍耐七個月，待孩子出世後，才去找朱醫生。

到了今年年初，我坐滿月便馬上去找朱醫生替我醫治。他手上真的有如拿著魔術棒般，在我身上運動數下，短短數分鐘，我的腰痛便治好了，當場感到精神百倍，如虎添翼，痛苦全消，更鬆了一口積了多年的「身心痛苦」之氣，頓時由心裡笑了出來，都不知應該說什麼來感謝朱醫生。

我的情況一直保持著極佳的狀態，但由於長時間照顧女兒，始終難免會有腰酸骨痛、手痛、頸痛等毛病，所以很不幸地，我不但再次弄傷了腰骨，連手肘也傷了。那天清早起來，發覺右手一點也不能動，像「廢」了一樣，痛楚非常，頓生驚恐之心，於是立即打電話給朱醫生，希望他替我醫治。但打了一上午，電話也沒有人接聽，心裡那份焦急和不知所措，真的不能用筆墨去形容。只懂得一直胡亂地想：「朱醫生是否沒聽到電話？還是改了電話？」「朱醫生是否去了旅行呢？那我要等他回來，還是去找其他醫生？但真的不知找誰才好，與其找個庸醫，不如耐心忍著痛等他回來啦！」總而言之，滿腦子也擠滿了一大堆問號。

到了下午，我終於找到了朱醫生，原來他改了看診時間，現在每天只工作兩小時。那天見了朱醫生，知道手不是廢了，其實只是錯了位，治好後心情才放鬆了下來。

自朱醫生醫好我的妹妹那天起，我的丈夫、舅父、二姨、二妹和友人，也給我和姨姨介紹到朱醫生那裡去。我們不是要替朱醫生做什麼宣傳，只是不想他們再浪費更多的金錢和時間，及早把疾患處治好，重做一個快樂、健康的快活人。

祝健康快樂！

陳澤茵及家人致敬

朱增祥點評

很多爲人父母者，都要照顧嬰孩，但如果照料孩子時姿勢不正確，很容易便會誘發「媽媽手」、「媽媽肘」、「媽媽背」、「媽媽腰」等一連串的媽媽病，也就是頸、胸、腰椎及腕關節全部因抱小孩而錯了位。患者會感到腰背酸痛，周身不適。

陳小姐亦是因照顧嬰孩時姿勢不當，而誘發一連串的媽媽病，感到腰酸背痛，痛楚非常，再引起少見的肘關節錯位，造成手部不能正常活動，若情況惡化下去，身體其他部位亦會感到不適。替她治療時，做腰椎推扳手法有異聲，胸椎按壓法第七節至第三節有異聲，腕骨拔伸手法有異聲，肘關節重定手法亦有異聲。手法重定後，痛症便會消失，她當下感覺輕鬆，右手亦可以活動自如。

「媽媽病」在香港社會是常見的多發病，在過去中國社會的勞動工作者則較少見。體力勞動者的筋骨關節，自小到大每天都在鍛煉，她們很少會患上這種病。但一般的婦女從小就少有勞動，運動也是有限度的，她們的筋骨肌肉缺少適當的鍛煉，所以發病率相對地高很多，這一點必須要說清楚。

『真正醫師』

本人三十三歲，男性。工作時弄傷腰部，引起右腿麻痹，走路時十分痛苦，到醫院求醫。X光檢查後沒有發現有什麼問題，後經磁力共振報告證實第四節、第五節腰椎間盤突出。跟著便接受物理治療，可惜沒有幫助，再看骨科專科，也只是建議做手術。但有病自己知，做手術可能會令我終身傷殘的，我不能冒這個險，因為家裡尚有一對年幼的子女要我照顧，所以便嘗試向中醫求診，可是一個又一個的令我失望，不是要做什麼十次八次的療程，就是說我患上什麼慢性病，兩個多月的痛苦療程真令我刻骨銘心，針灸、拔罐、推拿、甚至要服食中藥，但服藥前卻未有給我診斷，使我曾一日瀉了七次之多。

後來不止腰痛及腳痛，半邊身子也痛起來，連手部也十分痛楚，痛楚令我夜夜不能入睡，每晚夜半三時許，便痛至起床，拿著拐杖，站立至早上六時半，痛楚才漸漸減退些。沒有一位醫生可以幫助我，病況愈來愈差，還要付上昂貴的醫藥費，在這時我覺得十分無助。

這時岳母很有心地打了一通電話給我，說找了一位醫師給我，說有一位親戚給他一次便醫好了。當時我不大相信，因過往已嘗試給多位醫師治療都沒有好結果，後來答應岳母會去試試看，亦因為這樣，我和朱醫師的「緣」便由此而來。

記得第一次見朱醫師的時候，他問我為什麼會找上他，我便說岳母稱他一次便能醫好病人。他叫我稍坐一會，只見有一名男子一拐一拐地撐著雨傘來看病，但不消五分鐘，那男子已經可以自己走出來，我心想有沒有那麼神奇？！

診症時朱醫師查問我的病情，我便拿了磁力共振報告給他看，但他看了一會便說可以收回，還說這次治療後可以康復了一半。當時我感到很奇怪，以往所看的醫生沒有一個是這樣說的。朱醫師知道我已婚及有兩名小孩後，很心急說我不可以有事，立刻叫我上治療床給他診斷。他的徒弟還說我中了六合彩呢！

當時我仍不知發生什麼事，在這時候，朱醫師用拳頭在我背部由上至下敲打，問我感覺如何，我原本說很痛，但朱醫師說痛的程度也有分別的，第二次敲打時我覺得上背比下背的痛。朱醫師很高興地說我有得救了。接著他在我背上按了幾下，按壓時聽到有「啪啪」聲響，下床後我覺得整個人也輕鬆了，連身軀也不再側向一邊。朱醫師說我有錯位、筋縮及腰椎間盤突出，但可以醫好的，叫我放心，之後便叫我去拉筋。

拉筋的過程十分痛苦，痛楚令我冷汗直冒，朱醫師說我如想痊癒，就要忍著痛楚闖過這關。拉筋後還給我拔了火罐和針灸，治療後，我連拐杖也不需用了！朱醫師很細心地叮囑我今天什麼也不要做，回家好好休息，還說多看幾次便不用再來了。

當晚是我受傷兩個多月後首次能好好地安睡。到了現在，身體漸漸康復。治療期間，我和朱醫師傾談了很多事，覺得他是一位值得尊重、有骨氣及仁慈的醫師。祈求上天給這位真正的仁醫多福多壽，令他可以繼續造福人群。

祝身體健康！！

吳威康

朱醫師點評

吳先生確實有腰椎間盤突出症，但引致他感到不適的，其實是錯位和筋縮。

初診時他需手持拐杖，行動緩慢；問診時拒絕坐下，因坐下後再站起來時會很困難，而且亦不能彎腰。檢查時叩擊背部，吳先生感到胸椎處有叩擊痛，說明胸椎有問題。

治療時，腰椎推扳手法有異聲，胸椎按壓法時胸椎多節有異聲，頸椎旋轉手法也有聲，再做臥位拉筋鬆髖法左、右腿各十分鐘，筋縮情況極爲嚴重。對於這類有嚴重筋縮的患者，通常我也要求他們拉完一次筋後再翻拉，所得的效果會較顯著。吳先生翻拉完筋後，情況大爲改善，惟腰部仍覺不適，給他做側位推扳手法有聲，右腿仍覺有麻痹，再用針灸治療，針右上次髎、環跳、委中、承山，通電至腳底、腳趾均有麻的感覺，針灸後他覺得情形有所改善，叮囑他回家要繼續拉筋。

兩天後，吳先生複診時情況有所進展，做完重定手法後再替他的背部及大、小腿後側拔火罐。手法重定後，錯位問題已經解決，但他的筋縮情況實在很嚴重，所以他回家一定要繼續拉筋。

有時醫師和病人都要講「醫緣」的，即使你教了他所有鍛煉方法，都要病者願意相信你，才會依你的指示去做；如果他不信任你，那就根本不會依著做。

吳先生康復得很快，全因爲他不怕痛楚，勤加鍛煉，拉鬆筋腱，但他要謹記，康復後也要繼續拉筋。

我只是醫好吳先生的錯位和筋縮問題，他的腰椎間盤仍然是有突出，但之前他所有不適的症狀卻減退了，這又一次證明，錯位和筋縮才是他感到不適的主因。

『橈骨頭半脫位』

小兒莊令弦，今年三歲，於二〇〇四年七月二十七日在家裡跌倒，傭人見狀，立刻用力將他拉到，他隨即表示左手十分疼痛，不斷哭泣，我們立即把他送到醫院門診看急診。

經主診醫生及專業X光師看過X光片後，斷定他沒有問題，可能只是被嚇到，受驚過度。但當醫生再問小兒時，他一再表示痛楚，但不懂指出是哪個部位。醫生說可能是手筋被拉到，故有此情況，醫生輕力觸碰小兒，見他沒有太大反應，最後只為他包紮左手手腕，並給予止痛藥，便讓他回家。

經一夜包紮後，小兒仍然表示痛楚，左手依然未能活動自如。我們即記起朱增祥醫師，當即帶小兒去看他。

朱醫師甫看見小兒左手，即發覺因包紮而令左手腫脹。不用三分鐘，朱醫師即診斷為「橈骨頭半脫位」，即俗稱「甩手拗」。經朱醫師為小兒托回手拗後，小兒左手即可活動自如，立即蹦蹦跳跳。

經此事後，令我深感目前西醫對骨科之認識實在很少，治療技術更是落後，不夠直接。當然朱醫師的醫術精湛不用多說，本人從不相信跌打外敷用藥可治療骨病及引起的疼痛，而西醫對扭傷折骨之醫學又沒有長久發展及進步，幸好認識朱醫師，實在是我們的幸運。

莊譚蘭芝

朱增祥點評

多數的「小兒橈骨頭半脫位」患者都在七歲以下，尤其四歲以下幼兒比較多，大都是因被用力拉扯而引起。受傷後，患兒通常會覺得肘部疼痛，因而不肯活動，不肯拿東西，傷肢稍微屈曲並放於胸前。其肘關節既沒有腫脹，亦沒有畸形等，即使照X光片，也顯示不出有異常之處，因此檢驗報告並不一定就是結果，一切全憑醫者的經驗和判斷。後來他的左手有腫脹現象，是因血液迴圈欠佳而起。

醫治此病的方法很簡單，中、西醫師皆懂醫治，只需以手法重定後，即可活動，不用服藥，但要提醒家長日後避免再用力拉扯小兒。

二、朱增祥師徒對話

朱增祥是在自己患病後才開始授徒的。至今他的徒弟近四十人，其中美國兩位，加拿大一位，香港二十多位，大陸有八位。二〇〇七年四月四日上午十點三十分，朱增祥在山東濟南索菲亞大酒店，與徒弟金瑞江、閆超、劉寶庫、元鍾哲等對話。由大師兄金瑞江提問，朱增祥老師進行解答、講授，最終由金瑞江再整理編輯。這裡特別提醒讀者，對話中討論的重定手法，僅供學術研究參考，非註冊專業醫生切勿模仿。

◆提問：頸部急性期，能否做手法？

朱老師：頸部急性期，不能做手法。你要明確骨質有沒有問題。

金瑞江：我指的是病人沒有外傷病史。拍了X片顯示沒有骨質損壞的，急性的頸部疼痛，都不讓你動，病人疼痛得很嚴重。

朱增祥：這種病的關鍵不完全在頸椎。

金瑞江：在臨床中診斷稱爲急性頸椎病，大部分表現爲落枕，有單發，也有雙側發病的。

朱增祥：對落枕的治療，我的老師傳下來是要做手法的，是到我這裡中醫看落枕，不單是落枕，很多的落枕都是胸椎有錯位。有的病人還有筋縮，你把這些處理好了，落枕就不會復發。閆超母親，頸部活動不能轉到位，功能受限，當你把胸椎錯位解決了，頸椎也就鬆開了，反過來再做頸椎就容易多了。現在我們的醫生見這種狀態不敢做，也不知道怎麼做，那就扎針灸，扎針灸也沒有用，即使當時有用，也解決不了根本問題，這種疾病要我處理，先拉筋，拉二十分鐘。

金瑞江：拉筋法不是拉腿拉腰嗎？怎麼能夠管頸椎的病變部位。

朱老師：這個問題你就不明白了，我老師告訴我，我們人身上都有兩條大筋，和中醫的經脈類似。解剖學上是找不到的，當你俯臥時，這兩條大筋從頸部一直到腳跟，由於這兩條筋有筋縮會牽扯到頸椎部位。引起頸背腰的僵硬。首先你要把這兩條大筋拉鬆，你再按壓胸椎的時候，胸椎就容易鬆解開了。就是說先要拉筋，再鬆腰椎。胸椎鬆了以後，再做頸椎就更容易了。

你說那個病人的急性頸椎病，實質上就是筋縮加上錯位，所以，他早晨起床後突然頸部不能轉動了。經常會遇到這樣的病人，不是什麼疑難雜症。

◆提問：爲什麼把筋拉好了，做手法就容易？

劉寶庫：朱老師，在治療上您是說上病下治，把筋縮拉好了，筋順暢了，做手法就容易了，中醫稱「上病下治」。

朱增祥：你把下邊鬆解了，再從下往上做，逐步逐步地鬆解，最後再做到頸椎就容易做手法了，你一開始就做頸椎肯定做不到，胸椎也會有錯位，但是有一點，你要先拉筋。

香港中銀集團的一個老總，查大夫帶他來見我。說是頸痛伴有手無力。我就教他拉筋，他覺得很奇怪，我頸椎有問題、手麻木、手無力，你讓我拉筋幹嗎？我說，你拉吧，他的筋很緊很緊，腳下綁沙袋，拉了有二十分鐘，起來後他說輕鬆了很多，我說這還不算，做完胸椎按壓手法你會更好。我再做頸椎手法後，他說：我來找你看頸椎你怎麼讓我拉筋。我說：你有筋縮和錯位，這才是真正的病根，所以先解決筋縮問題，再解決錯位問題，抓主要矛盾，先把胸椎錯位糾正好，頸椎就容易解決了，如果你要先做頸椎手法容易出事情的，肌肉太僵硬，你扳不動的。這是經驗。

金瑞江：我問您的意思是病人疼痛得很嚴重，不讓動，功能受限也很嚴重，做手法可能造成損傷。

朱老師：我剛才講了，以前我看病是順著做，現在我看病是倒過來做。比如急性腰扭傷的病人他可能沒誘因，早晨起來低頭刷牙，腰不能動了，我問他做什麼工作的。他說文職人員，「打電腦的」。我要他彎腰他彎不下去，要他去拉筋，他的下邊腿沈不下去，綁四個沙袋，他都下不去，就給他墊木板，每三分鐘抽一塊墊板，到後來十分鐘兩條腿都拉好了以後，我讓他俯臥在床上。你們記住，凡是有筋縮的病人，腰一定像塊板一樣僵硬，是沒辦法做手法的。你可以做個試驗，扳他的腿，你是拉不起來的，遇到這種情況你別做腰椎。正確的方法，先吩咐病人拉筋，先做胸椎的手法，做完後他的腰椎會鬆一部分，你再反過來做腰椎，做不到的別硬做，硬做就會造成損傷，所以，不能急，不能不按規律辦事。

我們做醫生的要穩當，不但要醫好病人的病，還要不能出問題，要照顧病人的安全。出了問題是你一輩子的事。你說你有本事，一旦出了問題，病人告你，我們也賠不起，所以，我們的態度「寧可醫不好，也不可把病人醫壞。」

朱老師：現在我做醫生，病人對我要求高，要求一次治好，這是我的難處。我的招牌打出去了，說實話就是我一次治療後沒症狀，也要有個恢復、康復的過程。

◆提問：腰椎與骶髂關節錯位，診斷上有何區別？

朱老師：骶髂關節錯位，按壓八骶穴，也就是骶骨面和骶髂關節處壓痛很明顯的部位。骶髂關節是平面關節，它的錯位有高低的不同，一般人摸不著，我自己本身就有骶髂關節的錯位，沒有人能幫助我醫治，我講了他們也弄不明白，我跟我兒子講，跟朋友講，一個托腿，一個拉腿，雖然做手法有響聲，但沒有完全重定，到現在我這腿還是有問題的，如果我彎腰多了，我這條腿就不舒服，沒辦法解決這個問題，沒有人能幫助我解決這個問題。你做骶髂關節的重定手法，取俯臥位，趴著做，做到「喀嚓」一聲響就重定了。腰椎和骶髂關節手法相似，有三種手法，一是俯臥位的，一個是側臥位的，一個是坐位的。傳統的骶髂關節的脫位診斷，沒有前脫位，全是後脫位，它是平面關節，任何事物都是相對的，沒有絕對的，所以不能分那麼細，不要把一個問題說得那麼僵化，骶髂關節脫位基本上是髂骨高出的，你做了手法後它就回去了，不要分得太嚴，太細，那樣你解釋不了，也沒法治療。

金瑞江：骶髂關節的脫位，基本上都是一側高，這在臨床中是多見的。

朱老師：我先說兩側的骶髂關節不均勻，書上沒有講過，骶髂關節脫位，沒有前脫位後脫位，我們就叫「錯位」，治療上三種手法都可以用。

金瑞江：您對骶髂關節的錯位在檢查體症有什麼手法，我是說最簡單，最直觀的方法。

朱老師：檢查時在兩側骶髂關節之間，也就是骶骨面上有壓痛，並且壓痛非常明顯，敏感，病人不能彎腰，這是主要的體徵。有的人認為是坐骨神經痛。

金瑞江：病人不能彎腰，腰椎病也常見有這些體症。

朱老師：骶髂關節出現錯位，怎麼能彎腰，只能前傾，再彎他彎不下去了，腰背部的肌肉緊張了。所以，臨床檢查直腿抬高試驗是陽性的；「4字」試驗實際是髖關節的屈曲外展外旋功能試驗，也是陽性的體徵，我已經教你們胸椎以上的手法，明天再教其他手法，腰椎的手法，骶髂關節、膝關節、踝關節。

（我們一邊講，一邊做手法演示）

◆提問：如何做頸椎手法？

金瑞江：我想請您再講一講頸椎的手法，因爲頸椎的疾病可以影響到全身。比如最嚴重的脊髓型頸椎病，是先出現下肢的症狀和體徵，如雙下肢軟弱無力或僵硬，踝陣攣的陽性。所以我認爲頸椎重要。

朱老師：頸椎的錯位和筋縮治療是比較復雜的，其實治療頸椎的方法很多，有沒有必要教那麼多呢？以後把常用的手法都做給你們看，我已經把頸椎旋轉手法和頸椎旋轉拔伸手法教給你們了，這兩種方法是最基本、最方便做的手法。難度比較大的手法不教了，我現在也很少用，除非難度特別大的病人，我才用。有打橫的鬆解手法，還有頸椎旋轉提拉法。

劉寶庫：這些都是傳統的中醫骨傷科手法。

朱老師：這兩種手法危險性比較大，做的時候力量大，弄不好骨質損傷了怎麼辦！我教你們的手法很輕巧。現在絕大多數普遍用定點旋轉到一定位置，然後頓拉，旋扳、發力，是鎖死的。病人有骨質疏鬆、有骨病，硬扳可以造成骨折，這是最危險的手法。我們要切記，不能鎖死了再扳。我在香港有很多次我自己出錢給病人去看病，我就要看別人的治療手法，扳到一定位置再發力，很危險的。

金瑞江：您在臨床治療中做到多大年齡的，也就是年齡最大的有多少歲？

朱老師：沒有的，這要看你的功夫如何，不論他多大年齡都可以做。

金瑞江：您要是不拍X片，遇上腫瘤怎麼辦？

朱老師：我告訴你，我做的點大，有這麼多，約一釐米，力量很小很小的，不是用蠻力。

金瑞江：您是說即便是腫瘤做手法也不會損傷？

朱老師：還有遇到頸椎特別僵硬的我不做，絕對不能做，經驗告訴我，不能醫治不強求，做手法就是要解除病人的痛苦。

金瑞江：您這一句話最關鍵了。聽君一席話，勝讀十年書，您這是畫龍點睛。

朱老師：我們做手法要心裡有數，應該怎麼去做，在不許可的情況下，我就放棄了，我會對病人說：「對不起，你這病我治不了，我不能做手法」。他說：「您幫我做，死了也不要緊」。病人雖這麼說，他要是想死找我幹什麼，真的出了事，警車也來了，我就夠嗆了，上法庭，我這一輩子就完了。你要想到這一點，跟他講你這病我不能做手法。他家裡人無論講好話，或有人跪在你面前也不能做，現在跪著的是他，但到時抓的是我。我們這也是對病人負責任。要講原則，讓他去找比我高明的醫生去治。

金瑞江：我研究軟組織外科，這是上海的宣蟄人老先生創立的。我從一九九四年就跟北京解放軍總醫院（三〇一）的王福根教授學習、研究、應用。對頸部僵硬採用銀質針治療遠期療效非常好。

朱老師：前年我去廣州軍區空軍醫院，看到他們也用針這扎那扎的。

金瑞江：不一樣的，絕對是兩碼事，銀質針的治療是西醫骨科和中醫傷科理論結合的一種治療方法，局部密集扎，稱爲密集銀質針鬆解術，也稱銀質針導熱療法。頸部從十幾針到幾十針，相當於手術鬆解治療。對於止痛，解除肌肉的痙攣或萎縮有非常好的療效，也就是您說的筋縮。我們也在治療僵直性脊椎炎及類風濕性關節炎方面取得非常好的療效。

朱老師：我不懂。我到空軍醫院去有很多病人，首長也來了。他們說：這位醫生幾分鐘治療一個病人，我們還做推拿，推、推、推的，要一個小時，今天推明天還推。有的要拉筋，肌肉那麼硬，要拉筋的，拉完鬆開了，再做手法。

劉寶庫：朱老師、我有一個問題？去年我遇到四例頸椎有滑脫的病人。

朱老師：頸椎真的有滑脫的病人，要用我們的旋轉拔伸的手法。二〇〇〇年的時候，從美國回來的一位病人，不是只有一個滑脫，有多個椎體滑脫，當我給他做手法時旋轉一提，頸椎一到七節段「啰嚓」一聲一串都好了，所有症狀都消失了，從美國飛來，到香港才一分鐘的手法，就治好了。

解決胸椎錯位的問題，我的老師教我，病人坐在凳子上，醫生站立於病人背後，雙手拉著肩膀，用一膝蓋頂住胸椎猛地向上向後提拉雙肩，還可解決少部分胸椎錯位的問題。

解決頸椎錯位的問題，老師是讓病人躺在地上，仰臥位一手托住頭後的枕部，一手拉住病人的下頜部，術者坐在病人的前方，雙腳踩在病人肩膀上，術者坐在地上，然後術者身體向後仰猛的提拉，那時我感到很驚奇。現在反過來看他用的力不夠，醫生費勁，病人治療效果也不好。我教你們躺著做頸椎錯位的方法，躺著也很安全，囑病人仰臥於床上，頭下加枕，術者站立於病人的前方，一手托住病人的枕部，一手拉病人的下頜部，輕輕轉動病人的頭部，然後向一側做拔伸旋轉，一下就好了。

解決頸椎錯位的方法很多，做頸椎手法也是多種多樣，你達到一定水平，一定的層次，就不叫治病了，叫做「玩」，會看病的叫「玩」病，會唱戲的叫「玩」戲，周潤發就是在「玩戲」，應用起各種方法得心應手。有一次我去出診替一位患腦中風的老太太看病。一條腿是收縮的，不能平臥，很痛苦。腰椎錯位了，怎麼辦？坐也坐不起來，站也站不了。病人側躺在那裡，我用肘向外一推。他家人說：沒有見過朱醫生這樣看病的。我說：好了，治完了。她立即能仰睡了，腿也伸直了。所以，你看病要知道病人的病根在哪裡，你怎麼樣才能把錯位的關節給重定。做手法也要學會變通。關於做手法時，你一定不要讓病人知道你正替他做手法。

劉寶庫：這就是一種技巧。

朱老師：所以說，你在做手法時要和病人說話聊天。在他不知不覺中把他的錯位糾正了，重定了。很多醫生在做手法時病人說：你放鬆我替你做手法，這樣你一定做不到的。因爲你要給我做手法，我心裡就戒備了，病人肯定緊張，你做不成。所以，在你做手法時你要分散他的注意力，我的手法爲什麼要搖呢？這是我自己發明的，你搖他的頭，他的頸部就會很鬆弛，中醫正骨裡一種療法，醫生含一口水，突然吐到病人臉上，病人還沒反應過來重定了，現在這種方法已不用了。然後突然旋轉，當他反應過來已經做完了，所以做手法很容易。但千萬注意，手一定鎖死，不能超過生理範圍。

劉寶庫：頸椎錯位病人的治療，做手法治療時，先做哪一側，後做哪一側？

朱老師：那是隨機應變的，我不能講死，否則你就有框框了。你們要在臨床治療中去體會。

◆提問：如何做胸椎的手法？

朱老師：做胸椎錯位的手法，從下往上做，從胸椎十二開始雙手握拳，兩虎口相對，按到胸椎七、八時也就是肩胛骨的下角處，把雙手的拇指與拇指、四指與四指相對，同樣握拳，在胸椎七下一個轉換手的方向，你做的物件不一樣，如胖瘦、高矮、年齡大小、體質、強弱不一樣，發的力也不一樣，要靈活掌握，做醫生的不能死板教條，更不能死做手法。做人也是一樣，不能死做，死做就會犯錯誤，你是好心好意，如果做錯了就適得其反了。你能提出問題了，我就教給你們，不要著急，慢慢地學著做，腕關節要直，不要斜著做，那樣容易損傷腕關節，力要垂直下去才有用，你要是把自己腕關節做壞，你能找誰去幫助重定？我自己有的部位能重定，多數部位我自己不能做，我沒法重定。

◆提問：踝關節錯位的手法如何做？

朱老師：踝關節疼痛、錯位，它不是急性扭傷，而是陳舊性的，一般都有急性損傷病史、後遺症的，它的踝關節一定很僵硬，治療方法你可以用棍針治療，治療方法分兩步。一是用棍針，二是用手法鬆解糾正錯位。首先用棍針在踝關節周圍把筋剝離開，用棍針把筋推開，在做手法患者取坐位或臥位均可。做手法時，術者一手握住腳後跟，一手抓住足蹠趾關節處，做踝關節的上下活動十幾次，再做上下左右的搖動，搖鬆後做拔伸牽拉，可聽到「喀嚓」的聲響。

金瑞江：我們治療踝關節疼痛和您的方法類似，有異曲同工之妙，是先把小腿的肌肉放鬆了，然後用指壓鬆解踝關節的滑膜，然後再做踝關節的拔伸牽拉方法，往往能聽到「喀嚓」聲響，治療後病人會明顯好轉。

朱老師：做踝關節的手法時，不要死拉，先輕輕的鬆開，搖搖轉轉，上下左右每個關節都要鬆開就和做腕關節的手法一樣。

專欄 ⑭ — 結識師傅

金瑞江是山西太原的西醫骨科醫生。他還清楚記得，認識朱老師那天是二〇〇七年四月三日。此前他們曾通過電話。認識朱增祥，還得從二〇〇七年的春節說起。春節的時候，他到書店剛好看到一本書，名叫《錯位筋縮淺談》朱增祥著。他馬上買了回家看起來，不到兩百頁的書，他看了整整四天。書中提到的觀點就是他多年關注的，他一直研究軟組織損害問題。

朱增祥打動他的地方，是書中所說的理念及臨床實驗的實用性。朱增祥的拉筋重定手法在臨床上是最實用、最有效的。人往往是先有肌肉的問題，其次才是骨的問題，用拉筋方法可以避免很多手術。金瑞江看完書後，和出版社打了幾十個電話，連資料室都找了，找不著可以聯絡朱增祥的人。書上說，北京的陳敏華醫生曾幫朱增祥做射頻手術，他靈機一動，把信寄她代轉。兩個月後，他接到朱增祥打來的電話，那天是二〇〇七年三月二十九日。

「我太意外了！」他興奮地對朱增祥說：「我還想看看您的另外兩本書。」他把他的工作，他的研究課題都跟朱增祥作了一番交流。最後他對朱增祥說：「我還想親眼看看您治病的方法。」

朱增祥在電話裡告訴他，四月三日他會到山東濟南，如果他想見面，可以到濟南來碰頭。四月三日這一天，金瑞江到濟南，見到了閆超，他們一起到機場接朱增祥和朱太太。在去酒店的車上，大家一見如故，熱烈地探討骨科問題。

這天，朱增祥還帶來了兩個自美國回來的徒弟，他們一起住在大酒店，金瑞江及國內這幾個徒弟，都是工薪階層，住在附近的招待所裡。第二天大家繼續對話，朱老師有問有答，後來金瑞江就根據對話的錄音整理出《師徒對話》（見附錄）。

關於拉筋

金瑞江表示，他是習武之人，平日練功之前都要拉筋。但習武的拉筋，還有體操、舞蹈的拉筋是全身處於緊張狀態的拉筋，普通人跟著學不太安全。而朱增祥說的拉筋就完全不一樣了。朱增祥說的拉筋是躺著的，整個人放鬆才拉，這樣是最安全的。

與朱增祥一起的時候，他們幾個徒弟輪流趴在床上，感受朱增祥的手法，邊討論邊學。見識過朱增祥的拉筋及重定手法，金瑞江回到太原的骨科診所之後，不輕易叫人做手術，因為他發現：西醫動手術的方法，讓病人很痛苦，花費又大，還不能保證它不復發。相比之下，他寧願叫他的病人採用拉筋方法治療。拉筋簡便，節省，無副作用，為什麼不用呢？

◆提問：腰椎做過手術還能做手法嗎？

朱老師：腰椎做過手術的病人有的也能做手法，這要根據病人的情況而定。一般先囑咐病人做拉筋，做手法多用臥位的推扳手法，做過手術的部位，基本都有疤痕或是局部骨質的融合，對這種情況，做手法你一定要小心，不要爲了做手法而做手法。我還是那句話，有危險的手法還是儘量不要去做，試都不要去試，他現在還能走進來，等你試著做了手法以後他不能走了，就有大問題了。

劉寶庫：朱老師，腰椎有滑脫的病人能否用推扳的手法。

朱老師：腰椎真的有滑脫我們叫移位，和我們講的錯位有區別。我最近看了兩位腰椎有滑脫的病人，其中一個有二到三度的滑脫，他腿麻痺、無力、行走困難。他總做向後仰的工作。找到我說：什麼醫生都看過了，就剩下開刀了，但他不想開刀，找我後，我用很簡單的方法，就是拉筋，每天拉，爲什麼呢？這種病人的筋會很短，很緊張的。他的椎體有滑脫後是固定椎體的韌帶鬆弛了，損傷了，靠肌肉的代償來維持椎體的穩定。腰椎體有滑脫，腰背肌很僵硬的，有保護作用，在這種情況下、把筋拉鬆了，不要求重定。你復不了位，沒那本事，他腿有麻痺，扎針灸，你會發現逐漸逐漸就恢復了，讓他的症狀逐漸消除，絕對不能把滑脫給他重定了，和病人講清楚，能醫這個病，只是消除病人的症狀和體徵，但是，不是醫滑脫這個病，這種病治療時間長一些，每個星期治療一次，主要是扎針灸，拉筋要每天做，會逐漸好轉的。

腰椎滑脫症的針灸治療方法：主要取穴位，環跳、委中、承山要通電，用電針，針灸要達到足底效果才好，有的病人扎針後根本不傳導，或者環跳到委中，委中到承山，傳不下去，達不到足底，在這種情況下，加昆侖穴，昆侖穴也傳導不下去了，扎針灸時，術者手下要有感覺，一般的針下比較沈，有的一針下去麻到足底，就不要加電針刺激了。病人經過電流刺激慢慢的傳導下去，通了就好了，不通下去達不到足底效果就差。

組穴：環跳，委中，承山，昆侖，太沖。

我用的機器，成了古董了，全世界都沒有了。還是用手調的，沒有一、二、三、四、五個波的，製造這個機器的廠關掉了。我當時買了十台機器，用了這麼多年下來，現在就剩兩台還能用。用現在的針灸儀也可以。

金瑞江：現在不用電針，用貼膜，我用的韓氏神經刺激器，貼上就跳，肌肉收縮。

朱老師：你可以用，深度達不到，和扎針加脈衝電是兩碼事。

劉寶庫：你說的是經皮電刺激。

朱老師：這真是騙人的東西。市場上很多都一樣。就是讓病人抽動，所以說、什麼事情要你們腦子去想，現在有很多人爲了賺錢弄新的東西越來越多，紅外線對肝臟和眼睛不好，引起組織細胞增生，細胞活動加快，所以肝臟腫瘤病人不能用，都是騙錢的東西。

有的物理治療，二十次還沒效果，讓病人把腿抬起來三分鐘，交叉三分鐘，病人起來還那樣沒有療效，做醫生的不能這樣看病，是錯誤的。

金瑞江：病人的腰椎滑脫，是在臨床檢查拍片中發現的，有的病人不知道是什麼時間滑脫的，腰痛兩天，兩周前就沒有滑脫，爲什麼才疼兩天，與滑脫沒有關係，實際上是肌肉的問題。

朱老師：我告訴你，要跟我學醫，要放下你原先的觀點，帶著你原先的觀點學我的東西，你怎麼也解釋不通。現在，跟我學習的有些是很有名氣的醫生，我說：請放下你的理論。他太太病了，全香港的醫生都看不好，我替他看好了以後，他倆都成爲了我的學生。他爸爸也是西醫，卻跟他說，你一定要拜朱醫生爲師，一定要跟他學，就是這樣不由得你不信。

劉寶庫：實踐是最好的證明。

朱老師：道理是這樣講，有些人看了也不會承認，我的講話快，容易得罪人。

◆提問：類風濕性關節炎與僵直性脊柱炎，能否用手法治療？

朱增祥：僵直性脊柱炎只能用拉筋方法，在我的《錯位筋縮談》第一二二頁有介紹。類風濕性關節炎就用棍針，那是很神奇的，病程時間長的，效果差一點，特別是患病五六年以上的，需要治療時間長，見效也慢。如果遇上病人新發現的關節腫脹，很快就會消失。類風濕性關節炎，手指會出現牛角樣增生，用棍針刮痧後會明顯好轉，刮時不要刮到起水泡，要用刀頭刮。

◆提問：做頸椎或腰椎手法時，應先做哪一側？

朱老師：沒有，一般的病人應該兩側都有問題，有症狀的一側病情重。沒有症狀的一側不代表沒有病，兩側都要做。我站在哪一側做那一側，要做不到還是做不到，要是做到就做到了。有的病人是單側有聲響，我沒那本事，知道左側有什麼問題，右側有什麼問題，比如頸椎的問題，我知道是頸椎問題就行了，至於第三頸椎有問題，還是第四頸椎有問題，我也搞不清楚，哪有這本事！你教我我也可能聽聽，但我不想學。書上寫得神乎其神，事實上並沒有那麼復雜。

◆提問：如何使用棍針？

朱老師：棍針主要使用刀口，這個刀的頭是最關鍵的。棍針刀口稍扁，刀的中間是凸出的，刀頭是圓的，斜的刀頭、刀刃都可以用，如膕窩我不需要把腿抬起來做，用刀刃刮就行了。

劉寶庫：我的膝關節周圍響，你看我的膝關節痛了二十多年，用棍針治療應該好吧！

朱老師：你慢慢刮後就鬆了，其實你自己病得很厲害。你的膝關節痛和有響聲，是因爲你的胸椎錯位，我的理論和概念跟這些書上的理論分道揚鑣的。要和我這個理論融合到一起不容易。你說筋縮和錯位這兩個理論你能吃得透嗎？膝關節痛與胸椎錯位有什麼關係與聯繫，胸椎與手麻有什麼關係嗎？閆超媽媽，昨天我幫你治療後，今天怎麼樣？

閆超媽媽：昨天沒痛，也沒有麻，治療後好多了，我原來感覺整個手麻就像吃了花椒一樣，這病困擾我好多年了。現在還是有不一樣的感覺，有點發麻的感覺。

朱老師：你還有問題，今天還要給你做，你錯位這麼久了，還是有不舒服的，我們叫錯位適應，它把錯的當成正確的，正確的東西沒有了，就是糾正了還原以後，身體還不能適應，再做一次看看還有沒有症狀，應該還有，還要進步。過兩天再給你做一次，逐步逐步就好了，也不一定一次都好。

當你做手法時，聽到響聲不一定就醫好了，我的學生做出響聲就認爲醫好了，病人下床說，我的頸椎還痛，我的腰椎還痛。這是你沒有做完全，把病變的地方漏掉了，還要再給做手法，而且第二次做比第一次做還要有力度，探索的力度，手法難度也大，第一次做是順著做，第二次做要硬得多，所以很難做，我做了手法以後就沒事了，沒有不適了。好了！

其實很多事情道理是相通的，比如我們那時候做甲狀腺手術，甲狀腺腫得很大，一刀開下去，那麼大怎麼做，從那裡下手，看到的先做，看不到的後做，不要著急，從上開始一點點的分離、結紮，剝離一個血管，結紮一個血管，最後剩底下，慢慢地剪，把它拿下來，你要看清楚再做。

金瑞江：對，我們做手術時就是這樣做的。

朱老師：我們做手法也是一樣，你把看到的容易解決的先解決，不容易解決的先放放，慢慢再解決，你沒法下手，你什麼也解決不了。病人沒有錯位，就是筋縮也有麻木，也會有腰痛，也會小腿麻木，總是扎針，沒用的，你找不到病源怎麼治。

金瑞江：有的病人花了很多錢，認爲麻木就是神經系統的問題，用什麼神經生長因數，幾百元一支，也治不好。

朱老師：就和這牆上的開關一樣，你不找開關的原因，總是換線，燈能亮嗎？根源不在那裡。本來是簡單的問題，你把它複雜化了，一複雜更不好解決了。

◆提問：若治療後還有症狀，應隔多久再治療？

朱老師：沒有間隔的概念。我們有的學生做了手法後還有症狀，我當時就做了，我的意思是一次性治療，一次性把症狀全解決了，你看我的病人要不一次性好了，或者還有症狀的，就讓他拉筋。拉筋後還有症狀，還要治，最後好了。有的病人還會犯，如感冒治好了，再感冒了，你不能說我沒有治療好，實際上是病人沒有保護好自己。

◆提問：痛風怎麼治療？

劉寶庫：痛風怎麼治療？就是足拇指，蹠趾關節紅腫。

朱增祥：這個病我們治不了，但中醫有療效。地膚子一兩泡水喝，代茶飲，效果不錯，這是我爺爺留下的方子。

金瑞江：朱老師您把祖傳秘方都交給我們了，這是真正的秘方，我們真的很幸運。感謝您！

◆提問：如何治療肩周炎病人？

朱老師：有幾個步驟，你要把病人患肩部用手法鬆解開，推鬆了，肩關節周圍的肌肉，背闊肌肉，岡上肌，岡下肌，大小圓肌。病人手舉不起來，病人肩關節周圍的肌肉是僵硬的，你幫助他活動，動不了的要幫助扳，扳不壞的。還有的病人，扳一下「啰嚓」一聲，病人疼得厲害，一會兒沒事了，好了，我教你們怎麼做。

1、病人坐在椅子上，背部靠在椅背上，術者站於患側，一手握住病人的手腕部，一手握住患側肘關節處，向上向後側慢慢地拉筋。

金瑞江：病人痛得厲害，不讓你拉怎麼辦？

朱老師：治病沒有客氣的，你不讓治我怎麼能治療，你回家吧，別治療了。

2、病人端坐，同樣背靠椅背上，醫生站立於病人身後，一手握住患者的肩部，固定肩胛骨，另一手握住病人的肘關節，先輕輕地向後扳動，扳成直角使上臂與身體垂直，然後再輕輕地向上牽拉，讓肘關節做畫圓的動作。但不可能一次扳好。

3、囑咐病人鍛煉，患者側手抓住他能抓的最高處，用自己的身體重量慢慢地向下牽拉，千萬不要幫助，因爲病人的忍受度不一樣，肩周炎的病人一般一到二個月才能好，我的病人一般一周來治療一次。

4、囑咐病人肩關節做畫圓的動作，我們要求病人患肩距牆壁約二十釐米，手臂伸直作畫圓的動作，但病人做不到，可以稍遠些。動作向前，再做向後的畫圓動作。

5、囑咐病人的患肩的上肢伸直，放於自己的身體後下方，做手掌和手背的翻轉運動，由下逐漸向上，這些都是讓病人自己去做的，每天去做，有時間就要做。

6、還有一個鍛煉方法，就是病人拍枕頭，具體的方法，病人平臥，患肩的頭前放幾個枕頭，病人患肢向頭前上方拍打枕頭，根據情況，逐漸撤掉枕頭，剩下一個枕頭，病人就好了。

劉寶庫：病人的肩周炎並伴有岡上肌腱撕裂的如何治療？

朱老師：肩周炎伴有岡上肌腱撕裂的病人和肩周炎的病人一樣治療，不管岡上肌腱撕裂多少，他的上肢一定會出現上舉困難，治療比較麻煩，有的也能治療，治療的時間比較長。

◆提問：肘關節的肱骨外踝炎如何治療？

朱老師：肘關節處外敷丁桂散有一定的療效。肘關節的部位，可用針灸治療。一般三針就可以了，第一個進針穴位位於尺骨鷹咀的外側與肱骨髁間窩之間。第二點位於肱骨外髁的內上方。第三點位於肱骨外髁下方約五釐米處橈骨外側，相當於手三里穴部位。針刺療法，可以用棍針療法，還有高爾夫球肘於肱骨內髁的內上方，用棍針的刀頭刮肘關節的周圍。

網球肘，還有腕管綜合症，我一鬆一抖就好了。全是骨錯位。有腕關節疼痛的病人，一定要讓他鍛煉，鍛煉的方法。雙肘屈曲成直角，雙手掌相對，十指交叉成握拳狀，做圓形旋轉運動，可經常做。

今天對你們講的事，你問了，我才能講，不然我不知道從哪兒講起。你們能掌握多少是你們的事，我再強調一點，在我們遇到的病人中，很大一部分人有筋縮，一定先解決筋縮的問題，再解決骨錯位的問題。解決了骨錯位的問題，病人可能還有筋縮，囑其去拉筋，不好好拉筋不會徹底好的。再有一點，病人不好好地鍛煉還會再次出現骨錯位的問題。在實踐中你們要去領悟，去掌握。

大師兄 金瑞江 整理 二○○七年八月

著名中醫朱鶴皐小傳／楊杏林*

二〇〇三年是朱鶴皐先生誕辰一百周年紀念，朱先生出身醫界名門，是上海近代名醫朱南山哲嗣，自二十世紀二〇年代起，已在上海的中醫界嶄露頭角。他不但在中醫婦科學術上繼承並發展了家學，特別在中醫備受欺壓淩辱的年代，慨然以振興中醫爲己任，積極參與維護中醫權益的社會活動，興辦中醫教育，爲中醫事業作出了貢獻。

對於老上海來說，提起北京路上的朱氏婦科，可能沒有多少人不知曉的。朱鶴皐就是朱氏婦科的第二代傳人。

朱鶴皐一九〇三年生於江蘇省南通市合興鎮的一個中醫世家，在兄弟三人中排行老二，其父南山公是當地的著名醫家，擅長婦科。鶴皐從小接受父親南山公薰陶，習岐黃術，對經典醫籍能背誦如流。

一九一六年，朱南山舉家遷滬，①少年朱鶴皐隨父兄來到上海。最初，他們住在開封路的同興裡，後來搬到北京西路長沙路口開診。初到上海的幾年，朱鶴皐一邊攻讀醫書，一邊隨父見習，同時也協助父親和長兄小南處理一些診療事務，由於他天資聰穎，且勤奮好學，未及弱冠已能臨症。一九二五年起他正式在北京西路九十四號的南山小築獨立接診開業。

②懸壺之初，並無多少病人，但因他對待病人認真負責，診病時全神貫注，能夠繼承家學，立方嚴謹，用藥果敢，且常獨樹卓見，時有創新，往往能效如桴鼓，因此病人逐漸愈來愈多，其醫名也漸漸能與其父兄比肩，至三〇年代的中後期，朱鶴皐已經成爲滬上名醫。

*作者：上海是中醫文獻館（上海，2000·20）楊杏林

鶴臯先生學兼內婦科，但仍以婦科見長，其在學術上繼承了乃父衣缽，並秉受宋代陳自明、金元時期李東垣等醫家的思想，認爲婦女經爲諸病，總以肝脾損傷是其主要病機，故治療月經病、產後病應著重調理肝脾；而對婦女不孕症，則須重視先天之本，以調理腎氣爲重。識病準，辨證精，用藥穩，是其醫療特點。他常說：審證要重視先後天病機，臨症時應靈活機動，既善於應變，更要顧護元氣，若生氣受伐，則怯弱難復；用藥如用兵，處方時要善攻善守，若不能消滅敵人，亦決不能被敵人吃掉。由於他看病時辨證精細，用藥熨貼，故屢起沈痾，醫名鼎盛，每天求診者常一二百號之多。

朱鶴臯爲人謙虛爽直，平易近人，待人和藹可親，對病人更是關懷備至，體貼入微。無論嚴寒酷暑，或深宵黑夜，凡遇病重而急邀出診者，無不立即前往。不僅如此，他還樂善好施，惻隱爲懷，每遇有困難者，必大力相助，常見有貧病無力就醫者，則免收診費，對無力購藥者，則施診贈藥。誠如他自己所說：「醫學爲救人之仁術，自當鞠躬盡瘁，全力以赴之。」

③朱鶴臯先生於繁忙的診務之外，還十分熱衷於社會公益和中醫藥事業發展。二十世紀的二〇~三〇年代，正是我國中醫界的多事之秋，由於民國政府採取民族虛無主義政策，對中醫實行歧視打壓，稱中醫爲「舊醫」，甚至要予以廢止，使得國內中醫藥人士群起抗爭。青年朱鶴臯從那時起就積極投入到保衛中醫藥、圖存求發展的活動中。據蔣文芳先生記述，他認識朱鶴臯是在一九二二年上海商埠督辦公署開辦中醫士登記時，在上海的醫界召開的會議中，「嗣見一英俊少年，侃侃陳詞，頭頭是道，警策爽利，有如並剪哀梨，一座盡爲傾倒。」其時，朱鶴臯年僅十九歲。在以後的半個多世紀中，他對於中醫事業始終保持著極大的熱忱，每在中醫事業受到危機的緊要關頭，他總能急公好義，挺身而出，勇於任事，不辭勞怨。

一九二九年二月，國民黨政府通過「廢止舊醫以掃除醫事衛生障礙案」，報紙披露後，社會震驚，中醫藥界空前團結，奔走呼籲，一致抗爭。他反對當局的這一政策，上海各中醫團體於三月十七日聯合發起，召開了全國醫藥團體代表大會，全國十五個省市的一百三十餘團體兩百六十多位代表參加了會議，到會旁聽者達數百人。

④當時，朱鶴皋是神州醫藥總會和上海中醫協會的執委，也是著名「三一七」運動的積極發起者和組織者之一。「三一七」後不久，朱鶴皋鑒於當時上海中醫界團體較多，但缺乏統一的行業組織，分散而不利團結，因此提出發起將原來的神州醫藥總會、中華醫藥總會、上海中醫學會以及上海中醫協會等各分散團體合併，並廣泛動員市區與郊縣廣大開業同道共同參加，成立上海市國醫公會的動議，此舉得到了海上各派耆老和中醫界同道的大力支持。一九二九年成立的上海市國醫公會成爲當時上海最大的，也是唯一的中醫藥職業團體，有會員近千人，而二十六歲的朱鶴皋當選爲國醫公會的常委，同時還擔任了全國醫藥團體總會常委和中央國醫館名譽理事。一九三二年「一二八」淞滬抗戰後，因戰事帶來了經濟上的衰退，由國醫公會開辦的上海中國醫學院負債累累，瀕臨倒閉，兩位校長辭職。五月，國醫公會召開臨時執委、監委會議，決定成立中國醫學院主持處，推朱鶴皋出任主持處主任，「辦理一切院務，負一切經濟全責」。

從此，他走上了近代中醫教育的舞臺。在以後的較長時間裡，他把自己的主要精力和心血幾乎全部投入到中醫教育的建設和振興之中。一年之後，朱鶴皋在第四屆畢業紀念冊的贈言中寫道：「鶴皋受命於國醫公會，囑爲主持本院院務，爲能確認中國醫學有特殊之價值，更能確認中國醫學有設院共同教學之必要，是以直受不辭。」

一九三五年十月，朱鶴皋離開中國醫學院，與父南山公和長兄小南共同創辦了另一所新型的中醫學校——新中國醫學院，院址設在北京西路王家花園。院長爲朱南山，副院長爲朱鶴皋，主席院董爲朱小南。新中國醫學院的特點在於「新」，以中爲主，中西合璧的特色享譽國內，各地學子紛紛負薪來學，其著名者如饒師泉、王玉潤、何任、錢伯文等。一九四〇年，朱鶴皋再次回到中國醫學院擔任院長，新中國醫學院則交由兄長朱小南主持。自此，出現了由朱家兄弟支撐上海中醫教育半壁江山的局面。

抗戰勝利後，國民黨政府還都南京，繼續對中醫實行歧視排斥的政策，

一九四六年八月教育部竟然以「設備簡陋，辦理欠妥，未經批准，擅自設立」爲由，飭令上海市教育局關閉中國醫學院、新中國醫學院和上海中醫學院等三所高等中醫學府，並下令各報紙不准刊登上述三校的招生廣告。朱鶴皋、朱小南、丁濟萬以及滬上中醫各界人士組織起來，連赴南京請願，終因當局頑固不化而被迫解散。

⑤一九四九年秋，朱鶴皋遷居香港懸壺開業，醫名盛傳香島，慕名而來就診者，紛至沓來。他曾二次應菲律賓前總統馬可仕的夫人伊美黛的邀請，前往診病。到香港後，他仍一如既往，在診務之余爲振興中醫熱情奔走，積極從事中醫藥團體事業與中醫教育工作，他曾先後擔任香港新華中醫中藥促進會會長、香港中國醫學院院長等職。一九七九年九月，朱鶴皋應邀到首都北京，參加中華人民共和國成立三十周年慶祝典禮，受到了黨和國家領導人的接見。一九八三年起，朱鶴皋被推舉爲全國政協港澳地區委員。在香港回歸前起草基本法的過程中，朱鶴皋先生本著愛港愛國，振興中醫的熱情，積極與香港中醫界同道參與有關中醫條文內容的修改，提出建議，赴內地交換意見，使香港中醫的地位在基本法中得到體現。

鶴皋先生十分關心內地和家鄉的中醫教育事業發展，先後被廣州和上海的中醫藥大學聘請爲客座教授，並擔任醫學顧問。一九八七年，他捐資在南通海門的合興鎮助建了南山中醫診所，造福家鄉人民。

一九九五年五月二十四日，九十二歲高齡的朱鶴皐先生因病在香港寓所故世，姬鵬飛、朱學范、魯平、全國政協和國務院港澳辦，以及上海中醫藥大學、廣州中醫藥大學等均致電表示哀悼。朱鶴皐先生在他近一個世紀的生涯中，對振興中醫事業，維護中醫權益，發展中醫教育，培養後繼人才，貢獻良多。

① 李經緯主編。中醫人物詞典［M］．上海：上海辭書出版社；1988，132

② 黃樹則主編。中國現代名醫傳［M］．北京：科學普及出版社；1985，205

③ 朱鶴皐。症治精華［M］．上海中華書局；1942

④ 楊杏林。中國醫學院院史［M］．上海：上海科技文獻出版社；1991，14，22

⑤ 楊杏林。名醫搖籃［M］．上海：上海中醫藥大學出版社；1998，102

筋長一寸，壽延十年——一代名醫朱增祥拉筋復位法

作　　者　鍾健夫
編　　輯　李欣蓉
行銷企劃　謝玟儀
內文排版　東喜設計工作室
社　　長　郭重興
發行人兼出版總監　曾大福
總 編 輯　汪若蘭
出　　版　木馬文化事業股份有限公司
發　　行　遠足文化事業股份有限公司
地　　址　231台北縣新店市中正路506號4樓
電　　話　02-22181417
傳　　真　02-22188057
E-mail　service@sinobooks.com.tw
郵撥帳號　19588272木馬文化事業股份有限公司
客服專線　0800221029
法律顧問　華陽國際專利商標事務所　蘇文生律師
印刷　成陽印刷股份有限公司
初版　2010年06月
定價　320元

筋長一寸,壽延十年：一代名醫朱增祥拉筋復位法 / 鍾健夫著. --
初版. -- 臺北縣新店市：木馬文化出版：遠足文化發行, 2010.06
面； 公分
ISBN 978-986-6488-92-4(平裝)
1. 民俗療法 2. 整脊 3. 養生

413.99　　　　99006690

廣　告　回　函
台灣北區郵政登記證
第 1 5 1 7 4 號

請直接投郵，郵資由本公司負擔

231 台北縣新店市中正路506號4樓

木馬文化事業股份有限公司
讀者服務部 收

▼

請沿虛線對折，裝訂好寄回，謝謝！

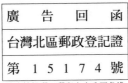

木馬文化讀者意見卡

◎感謝您購買＿＿＿＿＿＿＿＿＿＿＿＿＿＿＿＿＿＿＿＿〈請填寫書名〉
為了給您更多的讀書樂趣，請費心填妥以下資料直接郵遞（免貼郵票），即可成為木馬文化的貴賓。

姓名：＿＿＿＿＿＿＿＿＿＿　□男　□女
出生日期：＿＿年＿＿月＿＿日　E-mail：＿＿＿＿＿＿＿＿＿＿
電話：（O）＿＿＿＿＿＿（H）＿＿＿＿＿＿　傳真：＿＿＿＿＿＿
地址：＿＿＿＿＿＿＿＿＿＿＿＿＿＿＿＿＿＿＿＿＿＿＿＿＿＿
學歷：□國中（含以下）　□高中/職　□大學/專　□研究所以上
職業：□學生　□生產/製造　□金融/商業　□傳播/廣告　□公務/軍人
□教育/文化　□旅遊/運輸　□醫療/保健　□仲介/服務　□自由/家管

◆您如何購得本書：□郵購　□書店＿＿＿＿＿縣（市）＿＿＿＿＿＿書店
□業務員推銷　□其他＿＿＿＿＿＿＿＿＿＿＿＿＿＿

◆您如何知道本書：□書店　□木馬電子報　□廣告DM　□媒體　□親友介紹
□業務員推薦　□其他＿＿＿＿＿＿＿＿＿＿＿＿＿＿

◆您通常以何種方式購書（可複選）：□逛書店　□郵購　□信用卡傳真
□網路　□其他＿＿＿＿＿＿＿＿＿＿

◆您對於本書評價（請填代號：1.非常滿意　2.滿意　3.尚可　4.待改進）：
□定價　□內容　□版面編排　□印刷　□整體評價

◆您喜歡的圖書：□百科　□藝術　□文學　□宗教哲學　□休閒旅遊
□歷史　□傳記　□社會科學　□自然科學　□民俗采風
□建築　□生活品味　□戲劇、舞蹈　□其他＿＿＿＿＿＿＿

◆您對本書或本公司的建議：＿＿＿＿＿＿＿＿＿＿＿＿＿＿＿＿＿＿
＿＿＿＿＿＿＿＿＿＿＿＿＿＿＿＿＿＿＿＿＿＿＿＿＿＿＿＿＿＿
＿＿＿＿＿＿＿＿＿＿＿＿＿＿＿＿＿＿＿＿＿＿＿＿＿＿＿＿＿＿